El frío no resfría

Papel certificado por el Forest Stewardship Council®

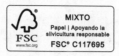

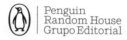

Primera edición: abril de 2025

© 2025, Pablo García
© 2025, Penguin Random House Grupo Editorial, S. A. U.
Travessera de Gràcia, 47-49. 08021 Barcelona

Penguin Random House Grupo Editorial apoya la protección de la propiedad intelectual. La propiedad intelectual estimula la creatividad, defiende la diversidad en el ámbito de las ideas y el conocimiento, promueve la libre expresión y favorece una cultura viva. Gracias por comprar una edición autorizada de este libro y por respetar las leyes de propiedad intelectual al no reproducir ni distribuir ninguna parte de esta obra por ningún medio sin permiso. Al hacerlo está respaldando a los autores y permitiendo que PRHGE continúe publicando libros para todos los lectores. De conformidad con lo dispuesto en el artículo 67.3 del Real Decreto Ley 24/2021, de 2 de noviembre, PRHGE se reserva expresamente los derechos de reproducción y de uso de esta obra y de todos sus elementos mediante medios de lectura mecánica y otros medios adecuados a tal fin. Diríjase a CEDRO (Centro Español de Derechos Reprográficos, http://www.cedro.org) si necesita reproducir algún fragmento de esta obra.
En caso de necesidad, contacte con: seguridadproductos@penguinrandomhouse.com

Printed in Spain – Impreso en España

ISBN: 978-84-253-6754-0
Depósito legal: B-2.728-2025

Compuesto en Grafime S. L.

Impreso en Huertas Industrias Gráficas, S. A.
Fuenlabrada (Madrid)

GR 67540

El frío no resfría

PABLO GARCÍA
@medicadoo

Descubre los <u>**mitos y verdades sobre la salud**</u> y libérate de las falsas creencias

Grijalbo

*Con todo mi amor para Teresa, Pablo y Rafa,
solo me traen cosas buenas*

Índice

INTRODUCCIÓN 13

EL ORIGEN DE LOS BULOS 17
   ¿Por qué aparecen los bulos? 19
   ¿Cómo consiguen viralizarse? 22

HABLEMOS DE PSEUDOTERAPIAS 27
   Definición, argumentos y tipologías. 29
   La homeopatía 35
   Acupuntura, moxibustión y auriculoterapia 40

DE GENERACIÓN EN GENERACIÓN:
LOS MITOS DE SIEMPRE 45
   Tu madre y tu suegra se equivocan: el frío no resfría 47
   Con un catarro o una gripe fuerte, lo mejor son los antibióticos . . . 52
      ¿Qué son las resistencias bacterianas a los antibióticos? 55
   Lo mejor para la tos es dormir con media cebolla en la mesilla. . . . 57
      Los mocos y su idiosincrasia 59
         Y ¿qué pasa con el color, indica una infección? ¿Cuando son
         verdes, significa que necesitamos antibióticos? 61

¿La leche aumenta la producción de mocos?. 62
¿Diarrea? Rehidrátate con una bebida isotónica del súper 63
Los medicamentos genéricos son menos eficaces que
    los de marca. 65
Para la resaca, lo mejor es un poco de vitamina B. 69
Piojos: ni vuelan ni saltan ni van a las cabezas sucias. 72
    Los sueltan en las puertas de los colegios 73
    Los piojos saltan y por eso se producen los contagios entre
        cabeza y cabeza. 74
    A los piojos les encanta la suciedad. 74
    Son bichos casi inmortales, les aplico el tratamiento
        y a la semana, otra vez piojos 75
Mitos sobre el pelo 77
    ¿Qué es el pelo? 77
    Si te lavas el pelo mucho, se te cae más 79
    Raparse la cabeza hace que salga más fuerte 83
    No existe tratamiento para la caída del cabello,
        todo es mentira. 84
    Las canas: si te arrancas una, te salen siete, y los canosos no se
        quedan calvos. 87

DEL MEME AL MITO: LOS MITOS VIRALES DEL MOMENTO 93

Mitos sobre el gran invento del siglo xx: las vacunas 95
    ¿Cómo se descubrieron las vacunas?. 96
    ¿Qué es una vacuna?. 98
    Ojo, que algunas vacunas pueden provocar autismo 99
    La vacuna del COVID, *cum laude* en mitos 101
    Las vacunas de ARNm alteran el ADN 103
    Las vacunas contienen microchips para controlar
        a las personas 104
    Las vacunas frente al COVID tienen propiedades
        magnéticas. 105
    La gripe y su vacuna 105
    ¿En qué consiste la vacuna de la gripe? 108

Yo paso de vacunarme porque la vacuna no es tan eficaz 110
El año pasado me vacuné y al día siguiente me puse malo 111
La piel y los mitos dermocosméticos: para gustos, los colores. . . . 113
La piel respira y nos ayuda a expulsar tóxicos 115
Colocación de alimentos sobre la piel 116
El extraño caso del repollo en el pecho en madres lactantes . . . 121
El desodorante provoca cáncer de pecho 122
Los parabenos: los malos de la película cosmética
  y el marketing del miedo. 125
Disruptores endocrinos 127
Antihemorroidal para las ojeras. 128
El misterioso mundo del acné 131
¿Qué es el acné? 131
El acné es solo cosa de adolescentes. 132
Donde aparece el acné indica problemas en otras partes
  del cuerpo 133
Masturbarse hace que te salga más acné. 134
Zumo de limón para mejorar las lesiones del acné 135
Aspirina y acné, amigos invisibles 136
Pasta de dientes, ideal para cubrir un granito 137
Mitos relacionados con el verano 138
¿Qué radiaciones solares recibimos y cuáles son sus efectos
  sobre la piel? 140
Radiación ultravioleta 141
Radiación infrarroja 142
Radiación visible. 143
El callo solar y los negacionistas de la protección solar. 144
El negacionismo de la protección solar 149
Otros mitos sobre los protectores solares 152
No hace falta ponerse tanto protector solar 152
Un protector solar de 100 protege el doble que uno de 50 . . . 157
Soy moreno, así que no me saldrán manchas con el sol. 158
Si uso un protector solar del año pasado, no es grave. 159
El uso de protección solar hace que tengamos bajos
  los niveles de vitamina D. 159

El uso de las cabinas de rayos UVA sí que es saludable 163
Meteoritos en redes sociales 164
Enemas de café. 165
Limón, bicarbonato y jarras de agua alcalinas para el cáncer . . . 167
Vaporizaciones vaginales 171
Orinoterapia y otros fluidos corporales 173
Los testículos al sol. 175
El ombligo mágico 176

CURIOSIDADES DE LA FARMACIA 179

Suplementos vitamínicos sí, pero de los que no engordan 181
¿Cómo sabe un medicamento dónde tiene que realizar
su acción? 183
Alcohol y medicamentos, mejor una relación a distancia 186
¿Cómo saber si un medicamento lleva lactosa, gluten o azúcar? . 190
¿Qué pasa si tomo un medicamento caducado? 193
Omeprazol, el medicamento más dispensado… erróneamente . . . 195
Si tengo muchos «ardores», el omeprazol es lo mejor,
¿verdad? 197
Como me tomo 2-3 pastillas al día, necesito un protector de
estómago, ¿cierto? 198
El sábado he quedado y me voy a pegar un atracón de comida,
¿me tomo un omeprazol? 198

AGRADECIMIENTOS 203

#elfríonoresfría

INTRODUCCIÓN

Antes de que empieces a leer sobre todos los mitos y bulos que vas a encontrar en este libro, me gustaría presentarme. Soy Pablo García, farmacéutico de formación y profesión y, desde hace ya más de una década, compagino mi actividad profesional tanto dentro como fuera del mundo de la oficina de farmacia con lo que más me apasiona: la divulgación sanitaria.

Todo empezó cuando comencé a trasladar a las redes sociales los consejos, recomendaciones y tips que daba tras el mostrador de la farmacia en la que trabajaba en un pueblo de Málaga. Mi razonamiento era sencillo: si los vecinos del barrio se beneficiaban de mis consejos, ¿por qué no hacer que lleguen a más gente? Y así surgió mi *alter ego*: Medicadoo.

El caso es que, dentro de mi contenido, cada vez ha ido cogiendo más peso todo lo relacionado con los bulos y mitos. Ojo, no porque yo quiera, esto ha ocurrido porque lamentablemente cada vez abundan más en internet. Hoy en día es fácil toparse con perfiles que acumulan millones de seguidores y que comparten todo tipo de remedios mágicos que prometen curar cualquier enfermedad; yo los llamo populistas sanitarios.

El problema es que, aunque pensemos que no, esto nos afecta a todos, debilita nuestro concepto de la verdad y nos lleva a desconfiar de la ciencia. La desinformación y los bulos están a la orden del día y aparecen no solo en el ámbito de la salud, sino que están por todas partes. De hecho, no es raro que varias veces al día, y desde diferentes lugares, nos la intenten colar. Y, queriendo o sin querer, lo consiguen.

Los bulos prosperan porque apelan al miedo, a la incertidumbre y a la esperanza, que son emociones tremendamente poderosas y que, cuando se combinan con la necesidad de respuestas rápidas, nos hacen ser mucho más permeables y aceptar este tipo de información.

Por eso es importante ser críticos con todo lo que nos llega, practicar un escepticismo sano que nos lleve siempre a cuestionarnos esas soluciones sencillas para problemas muy complejos que nos ofrecen los populistas desde determinadas webs y perfiles de redes sociales.

Este proyecto nace con un objetivo ambicioso, pretende ser una contribución al desenmascaramiento de todos esos bulistas y, para eso, aspira a ser un libro de consulta constante con el que espero que disfrutes y aprendas a partes iguales.

#elfríonoresfría

EL ORIGEN DE LOS BULOS

#elfrionoresfría

¿POR QUÉ APARECEN LOS BULOS?

¿Cómo de fácil es engañarnos? ¿Cuántas veces has leído algo en redes sociales, te lo has creído... y al final ha resultado ser una mentira como una catedral? Seguro que, si estuviéramos cara a cara, me dirías que ninguna, pero me costaría mucho creer tal afirmación.

Y es que hoy en día las redes sociales se han convertido en uno de los medios más utilizados para buscar información sobre salud y bienestar entre todos los grupos de edad, aunque especialmente entre los más jóvenes.

Se sacrifica la credibilidad por la facilidad y la inmediatez y esto, junto a las ganas de participar y también de ser un poco protagonistas de los temas candentes en ese momento, trae como consecuencia que nos creamos a pies juntillas los bulos, *fake news* o medias verdades que inundan las redes.

Esto queda reflejado perfectamente en el I Estudio sobre la desinformación en España realizado por la Universidad de Navarra y la Unión de Televisiones Comerciales en Abierto, que nos cuenta que un 72,1 % de los españoles admite haber creído alguna vez un mensaje que resultó ser falso.

En ese mismo estudio también se nos da otro dato muy interesante: la gran mayoría de los encuestados se creen más el mensaje si este coincide con su forma de pensar y esto, en el contexto de las redes sociales, forma un círculo vicioso perfecto porque… ¿qué es lo que nos muestran los distintos algoritmos de cada una de ellas? Justo eso. Nos enseñan una y otra vez aquello que coincide con nuestra forma de pensar, aquello que nos gusta y a lo que le damos like, publicaciones similares a aquellas en las que nos paramos e invertimos nuestro tiempo o compartimos con nuestra comunidad o grupo de amigos.

Así que las redes sociales y su dichoso algoritmo nos moldean poco a poco, en el mejor de los casos, o nos polarizan radicalmente en el peor.

Te contaré una historia curiosa. En el año 2017 nació un movimiento que destapó una trama de espionaje increíble en los Estados Unidos de América. El movimiento que ponía toda esta formidable historia negro sobre blanco fue bautizado por su fundador, Peter McIndoe, como Birds Aren´t Real.

Peter McIndoe, casi por casualidad, descubre cierta información secreta por parte del gobierno de los Estados Unidos sobre un genocidio, pero no uno cualquiera, sino aviar, en el que habrían exterminado a todos los pájaros. Puede que te preguntes: «De ser así, entonces ¿qué son esos animales que sobrevuelan nuestras cabezas…?». Tranquilo, no adelantemos acontecimientos.

En los años cincuenta, la CIA urdió un plan para controlar y vigilar a la población norteamericana. ¿Cómo lo haría? Sencillo, buscarían algo que pudiera pasar desapercibido y dieron con la clave, el plan no tenía fisuras: iban a exterminar a todos los pájaros y reemplazarlos por drones con forma de ave; nadie sospecharía de un gorrión o de una paloma, ¿verdad?

Así comenzó el genocidio aviar que se inició en 1959 y acabó en 1971 y que tuvo graves consecuencias para el pueblo norteamericano. Quién sabe si detrás del magnicidio de JFK se encuentran los mismos responsables que crearon este complot o si la guerra de Vietnam se produjo para hacerse con grandes cantidades de bauxita, un mineral imprescindible para fabricar estos robots-pájaro y cuya tercera mayor reserva del planeta se encontraba en este país.

Peter McIndoe aportó pruebas casi irrefutables: entrevistas con exagentes de la CIA, correos electrónicos filtrados, abundantes informes en formato papel con el membrete oficial de la CIA con información clasificada. Y no solo eso, sino que Peter se hacía preguntas más mundanas y en las que solo cabía una explicación.

¿Por qué los pájaros se posan en los cables de alta tensión y no se electrocutan? Obvio, porque al fin y al cabo, son pequeños robots con un diseño especial muy optimizado y al posarse en estos, no están descansando, en realidad están cargando la batería.

¿Por qué nunca has visto una cría, por ejemplo, de paloma? No lo has pensado, ¿a que no? Estás muy acostumbrado a ver aves «adultas» y nunca o casi nunca polluelos de palomas, gaviotas o lo que se te ocurra. Fácil, no los ves porque no se fabrican, y no se fabrican porque no son rentables. Prefieren fabricar drones con forma de pájaro adulto directamente.

En fin, este movimiento tiene cientos de miles de adeptos que aparecen en televisión, periódicos, e incluso organizan manifestaciones multitudinarias, una de ellas a las puertas de la sede de la antigua Twitter para solicitar la retirada del pájaro del logo y, adivina..., el pájaro ha desaparecido.

Pero por mucho que lo pienses, Peter McIndoe no está loco, quizá es el más cuerdo de todos nosotros. ¿Quieres saber por qué?

Cuando alguien se pone en contacto con la organización para darles la razón, para «comprar» este relato conspiranoico al completo, siempre reciben la misma respuesta. Y es que... *Bird´s Aren´t Real* no existe. Es una especie de broma. Bueno, quizá se trate de algo más profundo, un movimiento que lo que busca es que tomemos conciencia de lo fácil que es engañarnos y que tiene una moraleja muy fácil de entender: si te has creído por un momento que los pájaros no son reales, que son unos drones diseñados para espiarte y controlarte... qué no te habrán colado en las redes sociales.

Ahora mismo puede que estés pensando que ya lo sabías, que era un sinsentido, pero no hace mucho las redes estaban inundadas de personas con una cuchara pegada en el hombro que intentaban demostrar la magnetización que se generaba en la zona donde les habían inyectado la vacuna del COVID, o gente quemando una bola de nieve durante la tormenta Filomena para concluir que no era nieve, que era plástico lo que caía del cielo, o curanderos que proclaman (y venden) un suplemento mineral milagroso (MMS) para la cura de casi cualquier enfermedad y que no es más que lejía diluida en agua.

¿CÓMO CONSIGUEN VIRALIZARSE?

Estos mitos o *fakes* han estado presentes durante toda la historia de la humanidad, tampoco pensemos que es una invención del hombre moderno, pero lo que es innegable, y la principal diferencia, es que los actuales consiguen viralizarse muy muy rápido.

Lo cierto es que para conseguirlo se tienen que dar varios requisitos tanto dentro como en torno al bulo. Entre estos encontramos:

La inmediatez y facilidad de difusión, principalmente gracias a las diferentes redes sociales. Es que es innegable la velocidad de difusión con la que cuentan estas, ya que hoy en día la información llega más rápido y a mayor escala que nunca.

Las redes actúan como una cámara de eco enorme, y están diseñadas para ello específicamente con botones para compartir información de cualquier tipo en posiciones prominentes. Recompensan esa viralidad con un refuerzo social que muchos buscan en ellas y, para mantenerlo, cada vez necesitan divulgar más y más información que llame la atención.

La guinda del pastel son los algoritmos, que se han ido modificando y perfeccionando a lo largo de los años y casi que te conocen mejor que tu madre. Estos coinciden en lo mismo: no premian la calidad del contenido, sino más bien la capacidad de retención de este... Mientras más tiempo pases enganchado a la red social, más se prioriza el tema más popular, algo que sin duda favorece la difusión de los *fakes*.

Y es que esos bulos, consciente e inconscientemente, están pensados y enfocados para ser muy populares y llamativos... ideales para el algoritmo. Utilizan un lenguaje hiperbólico y grandilocuente del estilo «truco mágico», «lo que no te cuentan», «esto va a cambiar tu vida» ... Al fin y al cabo, se trata de populismo sanitario, todo ello trufado de experiencias personales a menudo contadas en primera persona y acompañado de imágenes dramáticas. Esto alimenta el deseo de saber más, genera empatía y crea una conexión instantánea.

Al final entras en un bucle del que es complicado salir, y cada vez que coges el teléfono y abres tu red social favorita... vas a recibir muchos estímulos de ese tipo de contenido que un día empezaste a seguir y compartir porque te llamó la atención.

Algo que también explotan las redes sociales y que a esas *fakes news* les funciona de maravilla es ahondar en nuestro sesgo de confirmación. Se trata de una especie de atajo mental por el que, en lugar de evaluar los hechos de manera imparcial, tendemos a dar más peso a la información que se encuentra alineada con nuestras creencias previas, algo así como todo lo contrario al pensamiento crítico.

El círculo se cierra por la falta de verificación de las propias redes, que ya hemos visto que todo lo que sea viral, se comparta y te mantenga pegado a la pantalla los ayuda a facturar, y por la falta de verificación por parte del usuario, que no se cuestiona casi nada. Quizá hacerse preguntas tan lógicas como: «¿Quién lo dice?», «¿De dónde viene esta información?», «¿Hay consenso científico sobre este tema?» nos ayudarían a romper esta cadena de viralidad.

Literalmente estamos rodeados de bulos, mitos y pseudoterapias, y sí, de acuerdo, algunos son tan ridículos que hacen gracia, pero cuando hablamos de salud, ahí la cosa es más complicada, ya que pueden traerte problemas o incluso que se abandonen o retrasen tratamientos necesarios con las consecuencias que eso puede llegar a ocasionar, además de jugar con la esperanza y en muchas ocasiones con el dinero de los enfermos o de sus familiares.

Así que, por el bien individual y social, vamos a empezar a desmontar bulos, porque en realidad el frío no resfría, así que, descuida, ¡ya puedes andar descalzo por mucho que tu madre o tu abuela te regañen!

#elfríonoresfría

HABLEMOS DE PSEU-DOTE-RAPIAS

#elfrionoresfría

DEFINICIÓN, ARGUMENTOS Y TIPOLOGÍAS

En el año 2020 se realizó por parte del Ministerio de Sanidad, Ciencia y Tecnología del Gobierno de España un estudio cualitativo sobre «El uso y la confianza en las terapias sin evidencia científica». Su principal objetivo era comprender mejor las perspectivas de los usuarios de este tipo de tratamientos, (que están mucho más extendidos de lo que pensamos), como la homeopatía en la que confía hasta un 25,4 % de la población española o la acupuntura, cuyo porcentaje de confianza y utilidad asciende hasta el 32,8 %.

Lo interesante de este estudio es que para realizarlo y extraer las conclusiones se llevaron a cabo diferentes entrevistas tanto grupales como individuales a usuarios de este tipo de terapias y los resultados son muy esclarecedores.

Al final, los argumentos que esgrimían aquellas personas que se habían sometido a tratamientos sin evidencia científica eran los habituales:

- El primero, de manual, es la quimiofobia. La podemos definir como el miedo irracional e injustificado al uso de productos químicos, algo que, si lo piensas detenidamente, carece por completo de sentido, ya que como dice el Premio Nobel de Química Roger Kornberg: «La vida es química, nada más y nada menos». El problema es el marketing al que estamos sometidos, que fomenta la desinformación y nos bombardea a diario ofreciéndonos alternativas naturales libres de compuestos químicos en alimentación, cosmética o limpieza.

- El segundo argumento que ofrecían era el de los efectos secundarios de los medicamentos, algo que les falta a estas terapias alternativas. Estaremos todos de acuerdo en que la terapia vibracional con cuencos tibetanos y diapasones, o la terapia con ángeles de Atlantis no los tienen, pero es que también carecen totalmente de cualquier efecto. Si un tratamiento no tiene ningún impacto en el organismo, ni positivo ni negativo, no tendrá efectos secundarios, pero tampoco tratará la enfermedad de manera efectiva.
- El tercer y último argumento que daban eran los cambios en los criterios médicos porque los tachan de incongruentes. Y es que se parte de un error de base: la ciencia se malinterpreta como un conjunto rígido de verdades absolutas cuando en realidad se trata de un proceso dinámico donde las hipótesis se prueban, los resultados se analizan y las conclusiones se revisan y ajustan conforme se desarrollan nuevas investigaciones. Es decir, la ciencia evoluciona y está en un proceso de cambio continuo.

Una diferencia importante entre la ciencia y los bulos o la desinformación es que la primera es transparente con respecto a sus cambios. Los estudios se revisan, se publican, los replican y están abiertos al escrutinio. Si se comete un error, se reconoce y se corrige públicamente. Los bulos, por el contrario, no admiten cambios y suelen permanecer inmutables, aunque se demuestre que son falsos.

El uso de estas terapias sin evidencia científica ha ido en aumento en España en los últimos años, con los problemas que eso genera, y es que, según una encuesta realizada por la Federación Española de Ciencia y Tecnología (FECYT), al menos un 5 % de la población española reconoce haber sustituido un tratamiento real por una pseudoterapia. Es decir, si eliminamos de la ecuación a los menores de 16 años, tenemos que casi dos millones de españoles han elegido estas pseudoterapias frente a un tratamiento con evidencia y pautado por un médico o sanitario.

Palabras como «sanación», «regeneración», «equilibrio», «memorias», «energía» son algunas que seguro que leerás o escucharás cuando te hablen de cualquiera de ellas. Y es que en las redes sociales es muy común que escuchemos y veamos eso de que somos más que piel y huesos, que también somos emociones, y precisamente a eso parece que apelan muchísimas de estas pseudoterapias. Intentan ser un contrapeso a los déficits detectados en la práctica sanitaria convencional como la falta de empatía, del tiempo en consulta y de disponibilidad de los profesionales. El problema es que este también carece de evidencia de éxito probabilísticamente sólida.

Ante un diagnóstico complicado al que la ciencia todavía no ha podido dar una solución adecuada, es humano y entendible que el paciente que sufre la enfermedad o sus familiares se intenten agarrar a un clavo ardiendo. En la conciencia colectiva no se considera que estas pseudoterapias sean tan malas e incluso, con frecuencia se piensa que son totalmente inocuas, que tampoco se pierde nada por probar. Sin embargo, tanto los profesionales de la salud como los estamentos oficiales deben advertir que optar por este tipo de tratamientos es negativo para la salud, ya que pueden perpetuar algunas dolencias, generar otras o incluso aumentar el riesgo de muerte.

Pero ¿podemos cuantificar el riesgo de realizar esa elección? El oncólogo Skyler B. Johnson publicó un artículo en el *Journal of the National Cancer Institute* de la Universidad de Oxford[1] donde lo pone todo negro sobre blanco. Se concluye que las mujeres con cáncer de mama que utilizan pseudoterapias aumentan el riesgo de muerte un 470 %; los pacientes de cáncer colorrectal, un 360 % y los de cáncer de

---

[1] Skyler B. Johnson, Henry S. Park, Cary P. Gross, James B. Yu, «Use of Alternative Medicine for Cancer and Its Impact on Survival», *Journal of the National Cancer Institute*, vol. 110, n.º 1, enero de 2018, pp. 121-124, <https://doi.org/10.1093/jnci/djx145>.

pulmón, un 150 %. Detrás de estas cifras está el hecho de que estas personas o bien no empiezan un tratamiento médico o retrasan su inicio; incluso, si optan por ambos tipos disminuye la efectividad de los tratamientos médicos al combinarlos con los otros.

Hemos hablado ya mucho sobre pseudoterapias, pero quizá todavía no tengas claro a qué me refiero, así que lo mejor será explicarlo. Podríamos definirlas como toda sustancia, producto, actividad o servicio con pretendida finalidad sanitaria que no tenga soporte en el conocimiento ni evidencia científicos que avale su eficacia y su seguridad.

¿Cómo podemos saber que algo es una pseudoterapia? Pues es más fácil de lo que pensamos, ya que el Ministerio de Sanidad, Ciencia y Tecnología y el Instituto de Salud Carlos III ya han clasificado oficialmente setenta y tres, a saber:

análisis somatoemocional	diafreoterapia	masaje babandi
análisis transaccional	diapasones	masaje californiano
ángeles de Atlantis	digitopuntura	masaje en la energía de los chacras
armónicos	esencias marinas	
arolo tifar	espinología	
ataraxia	fascioterapia	masaje metamórfico
aura soma	feng shui	
biocibernética	flores del alba	masaje tibetano
breema	frutoterapia	medicina antroposófica
cirugía energética	gemoterapia	
coaching transformacional	geobiología	medicina de los mapuches
	geocromoterapia	
	geoterapia	
constelaciones sistemáticas	grafoterapia	medicina ortomolecular
	hidroterapia del colon	
cristales de cuarzo	hipnosis ericksoniana	metaloterapia
cromopuntura	homeosynthesis	método de orientación corporal Kidoc
cuencos de cuarzo	iridología	
cuencos tibetanos	lama-fera	

método Grinberg	psychic healing	terapia bioenergética
numerología	quinton	terapia biomagnética
oligoterapia	radioestesia	
orinoterapia	rebirthing	terapia de renovación de memoria celular (cmrt)
oxigenación biocatalítica	sincronización core	
	sofronización	
piedras calientes	sotai	
pirámide vastu	tantra	terapia floral de California
plasma marino	técnica fosfénica	
posturología	técnica metamórfica	terapia floral con orquídeas
pranoterapia	técnica nimmo de masaje	
psicohomeopatía		terapia regresiva

Según el informe emitido por ambas instituciones, no hay donde cogerlas. Es decir, no se han identificado publicaciones científicas con diseños que permitan establecer su eficacia de forma robusta, no tienen soporte en el conocimiento científico con metodología lo suficientemente sólida que sirva para evaluar su seguridad.

Además de estas, hay otras sesenta y seis en estudio de las que sí hay publicaciones científicas con diseños metodológicos que eventualmente permitan extraer conclusiones sólidas. Ojo, que esto no quiere decir que tengan fundamento. El trabajo ahora es revisar toda esa documentación. Las que aún se encuentran en evaluación son:

abrazoterapia	biodanza	crudivorismo
acupresión	caballoterapia o hipoterapia	drenaje linfático manual
acupuntura		
aromaterapia	Chi-Kung o Qi-Gong	enfermería naturista
arteterapia	constelaciones familiares	
auriculoterapia		fitoterapia
ayurveda	cromoterapia	Gestalt

hidroterapia	pilates	técnicas de liberación emocional
hipnosis natural	programación neurolingüística	
homeopatía		técnicas de relajación
kinesiología	psicoterapia integrativa	
kundalini yoga		terapia craneosacral
linfodrenaje	quiromasaje	
luminoterapia	quiropraxia	
macrobiótica	reflexología o reflexología podal o reflexoterapia	terapia de polaridad
magnetoterapia		
masaje ayurvédico		terapia floral de Bach
masaje estructural profundo	reiki	
	respiración consciente integrativa	terapia floral de Bush
masaje tailandés		
medicina naturista	risoterapia	terapia herbal
medicina natural china	sanación espiritual activa	terapia humoral
		terapia nutricional
meditación	seitai	vacuoterapia
moxibustión	shiatsu o shiatsu namikoshi	visualización
musicoterapia		yoga de polaridad
naturoterapia	sonoterapia	yoga
osteopatía	tai chi	zero balancing
panchakarma	técnica Alexander	

Pero es que incluso de estas ya se están emitiendo informes que concluyen lo que muchos sospechamos: que existe poca o nula evidencia científica para sustentar todo lo que prometen mejorar o curar o, como decía mi padre, ¡no sé de dónde saca para tanto como destaca!

Dentro de todas estas terapias, en España sobresale una por su estatus particular y es la homeopatía. Por eso precisamente, he querido dedicarle un subapartado.

LA HOMEOPATÍA

Surge en el siglo XVIII y su «inventor» fue el médico alemán Samuel C. Hahnemann. Obviamente, la medicina en aquella época era muy diferente a la actual: abundaban las sangrías (que era una técnica por la que desangraban al enfermo para así purgarlo de uno de los cuatro «humores» del cuerpo, que se producía en exceso o porque se atascaba en el cuerpo), también era bastante común el uso de productos muy tóxicos como el mercurio, que era el tratamiento de elección para la sífilis y cuya exposición a largo plazo generaba más problemas que beneficios.

En este ambiente, Samuel C. Hahnemann, también químico y farmacéutico, dominaba varios idiomas, lo que le permitía traducir diferentes obras de colegas. Pues bien, durante la traducción de la obra del médico escocés William Cullen, *Materia médica*, y escéptico sobre la afirmación de este sobre lo adecuado del uso de la quina como tratamiento de la malaria, decidió experimentar primero consigo mismo y, posteriormente, con familiares y amigos. Según el alemán, cuando se administraba esta planta se generaba una sintomatología similar a la malaria. Esto le llevó a afirmar que los medicamentos o tratamientos producían en individuos sanos los mismos síntomas de las enfermedades que trataban, y así enunció la ley de la semejanza: «Los semejantes sean curados por los semejantes» o «*Similia similibus curentur*».

Posteriormente y para evitar que se administrasen compuestos tóxicos, ya que seguro que alguno de sus amigos o familiares que le hacían de conejillo de Indias se le quedó por el camino, llegó a la conclusión de que no solo lo similar cura lo similar, sino que además debe hacerse con dosis infinitesimales, y se sacó de la manga la idea de la dinamización y la memoria del agua, dejando ya totalmente creada y sistematizada la base de la homeopatía.

Quizá, querido lector, te quede más claro con un ejemplo. Pongamos que te pica una avispa, el veneno de la picadura te va a generar enrojecimiento, inflamación y dolor, ¿verdad? Pues según Hahnemann y todos sus discípulos homeopáticos, si tomas dicho veneno, pero en cantidades muy muy pequeñas (centesimales), se generará el efecto contrario, es decir, que actuaría como un antiinflamatorio o analgésico. Pero ¿esto tiene alguna base científica? Creo que estás preparado para responderte tú mismo, pero, si no, te ayudo: la verdad es que no.

Merece la pena pararse un momento en las dosificaciones, ya que es muy común ver «medicamentos homeopáticos» con el nombre de la sustancia activa y después unos números como 30 CH o 200 CH, que indican el nivel de dilución. Y ¿cómo se consiguen? Todo esto es muy loco pero muy sencillo. Se coge una parte (gota) de sustancia activa y se disuelve en 99 partes de alcohol, se agita enérgicamente (en términos homeopáticos se dice que se dinamiza) y obtenemos la «disolución madre» de la que se parte.

Posteriormente, de esa «disolución madre» cogemos una parte y se vuelve a diluir en 99 partes de alcohol; tras una agitación/dinamización, obtenemos un producto con la dilución 1 CH; para obtener uno a la dilución 2 CH, cogeremos de la disolución anterior una parte y la diluimos en 99 partes de alcohol, y así sucesivamente. Estas diluciones centesimales (de ahí la denominación «CH») eran las favoritas de Hahnemann, y de todas ellas su dosis preferida era la de 30 CH.

Con todo esto que acabas de leer quizá te asalte una duda: ¿cuánto de esa sustancia activa, que es la que debe curar, hay en una dilución, por ejemplo, de 30 CH?

Pues nada de nada y la explicación es razonablemente sencilla; a ver si soy capaz de hacerme entender. Un «medicamento homeopático» que se encuentre en una 12 CH o superior está diluido más allá del umbral conocido como el número de Avogadro (10^{-23}). Es decir, se puede calcular cuántas moléculas de un «activo homeopático» existen en cada una de las diluciones, de tal manera que cuando hacemos 1 CH, el número de moléculas que tenemos de este es $6,022 \times 10^{22}$. Pues cuando seguimos el proceso homeopático y la dilución la realizamos doce veces, es decir, a la 12 CH tendríamos $6,022 \times 10^{-1}$. Por consiguiente, no cabría esperar que quedara ninguna molécula de la sustancia original.

Y para que no pienses que esta complicada explicación me la he inventado yo, que sepas que es la misma que da el propio Homeopathy Research Institute: a partir de la 12 CH no hay NADA de la sustancia activa inicial. ¿Cómo de muerto te quedas?

> Amedeo Avogadro fue un físico italiano del siglo XIX que enunció la ley que lleva su nombre y que establece la relación entre la cantidad de gas y su volumen cuando se mantienen constantes la temperatura y la presión. Por tanto, dos volúmenes iguales de gases diferentes contienen el mismo número de moléculas.
> En su honor se nombró así al llamado número de Avogadro ($6,022\,140\,76 \times 10^{23}$), que representa la cantidad de partículas elementales que están presentes en un mol de cualquier sustancia.

No está de más volver a recordar que la dosis favorita de Hahnemann era la de 30 CH, porque para la homeopatía, al contrario que para el sentido común, a mayor dilución, mayor potencia del «medicamento homeopático» en cuestión.

Pero, bueno, si esto te llama la atención, te vas a quedar muerto cuando te hable de otro tipo que también es habitual: las diluciones korsakovianas. Se conocen así en honor a Semyon Nikolaevich Korsakov, un homeópata (que no médico, porque carecía de formación) ruso y pionero en la introducción de la homeopatía allá en Rusia y cuya principal, y totalmente prescindible, aportación al mundo fueron estas diluciones.

Prepárate, porque si las centesimales te han dejado pasmado, estas ni te cuento. Resulta que la principal novedad que introdujo el bueno de Semyon fue utilizar un único recipiente (se ve que era muy ahorrador). La cosa era así más o menos: 1 parte de sustancia activa + 99 partes de alcohol. Esto se agitaba vigorosamente (dinamizaba) y se tiraba todo el contenido del recipiente. Ya vacío o, más bien, con los restos que se habían quedado adheridos a las paredes, se volvían a añadir 99 partes de alcohol, se agitaba vigorosamente y *voilà*, ya tenemos 1 K.

Y esto de rellenar, tirar y rellenar se repite muchas veces hasta casi el infinito..., ya que el segundo aporte de Korsakov fueron las diluciones muy altas (recordemos que para la homeopatía eso quiere decir que es muy potente).

De hecho, un muy conocido «medicamento homeopático» que en teoría nos va a ayudar tanto en el tratamiento sintomático de los estados gripales como durante el periodo de exposición al virus y cuyo precio oscila alrededor de los 30 €, se encuentra formulado como Anas Barbarie 200 K. Está hecho de hígado y corazón de pato, pero no te preocupes, porque en esa dilución, de pato na de na.

Lo curioso es que en España los «medicamentos homeopáticos» se encuentran inmersos en una situación especial; de hecho, cualquiera de estos, al poder adquirirlos en una farmacia, que es el único sitio donde podemos comprarlos, van acompañados de esta leyenda en el prospecto o envase:

«Medicamento homeopático sin indicaciones terapéuticas aprobadas. Autorizado mediante registro simplificado especial, en el que se garantiza su calidad farmacéutica y su inocuidad, sin que sea necesario presentar datos de eficacia (Directiva 2001/83/CE). Consulte con un profesional sanitario para su utilización y acuda al médico si los síntomas persisten».

En España la homeopatía entra por los cauces legales en 1994, año en el que se publica el Real Decreto 2208/1994 por el que se solicita a los medicamentos homeopáticos con indicación terapéutica los mismos procedimientos y requisitos que a los fármacos convencionales. Pero el sistema mal planteado y una administración que no supo calibrar su capacidad terminaron por colapsar, por lo que esta pseudociencia se encontró en un limbo legal hasta 2022, cuando la AEMPS (Agencia Española de Medicamentos y Productos Sanitarios) empezó a autorizar algunos de estos «tratamientos», eso sí, bajo la leyenda de «Medicamento no sujeto a prescripción médica y sin indicación terapéutica».

> **EFECTO PLACEBO**
>
> Se puede definir como la mejora de los síntomas de una patología por medio de una sustancia que carece de un impacto farmacológico o cuyo efecto no se ha podido demostrar.
>
> Se trata de un resultado multifactorial que puede depender de cosas tan variopintas como la actitud, la empatía o la comunicación de la persona que administra o prescribe dicho remedio y que, además, se conoce desde hace tiempo. No en vano, esta variante se introduce en los ensayos clínicos a los que se someten los fármacos.
>
> Lo realmente importante es tener siempre en cuenta que, aunque se puede llegar a producir una mejora en la sintomatología, no modifica de ninguna manera la fisiopatología de la enfermedad que, por tanto, seguirá su curso.

Se da la paradoja de que mientras esto ocurre, el Ministerio de Sanidad, de quien depende la AEMPS, realiza campañas en contra del uso de la homeopatía y la mete en el listado de sesenta y seis prácticas que deben estudiarse para determinar si son o no pseudoterapias... Todo un desaguisado.

ACUPUNTURA, MOXIBUSTIÓN Y AURICULOTERAPIA

Probablemente, junto con la homeopatía, la acupuntura sea otra de las pseudoterapias más conocidas. Incluso para muchos usuarios se encuentra en un escalón superior, quizá porque en este caso sí que existen algunos estudios que avalan su efecto. Pero, bueno, vamos por partes.

Cuando hablamos de los fundamentos de esta pseudoterapia (permítemelo, yo la catalogo como tal), hasta sus mismos adeptos tienen que admitir que todo suena un poco raro.

La acupuntura está basada en unas teorías o fundamentos que, tras más de dos mil quinientos años de existencia, no se han podido demostrar. Resulta que en el organismo existen patrones de flujo de energía (Qi o Chi) por todo el cuerpo, y la interrupción de esos flujos mantenida en el tiempo es responsable de la aparición de enfermedades.

¿Qué es lo que hace esta técnica? Corregir ese desequilibrio, ese flujo interrumpido, y lo hace mediante la estimulación de alguno o varios de los 365 puntos específicos que se encuentran situados a lo largo de doce meridianos o canales energéticos por donde circula ese Qi, Chi o flujo de energía. Por cierto, se me olvidaba decirte que la estimulación se consigue clavándote una aguja.

En la descripción encontramos el primer problema, y es que la ciencia no ha sido capaz de encontrar, describir, demostrar o tener la más mínima pista sobre ninguno de esos puntos, canales o del flujo de energía. Es muy complicado, por no decir imposible, fundamentar una ciencia, una terapia curativa sobre algo abstracto, ya que entonces estaríamos hablando de fe o de meras supersticiones.

A la hora de diagnosticar y aplicar un tratamiento también seguimos encontrando problemas. Es el acupuntor de turno el que decide qué punto va a tratar y para decidirlo utiliza técnicas de diagnóstico que pueden ir desde la mera observación hasta el olfato y, además, optará por tratarlo sin un criterio reproducible. Así que parece que en la acupuntura nos podemos ir olvidando de las guías clínicas y tendremos que conformarnos con diarios del buen olfato (literal) del acupuntor, que esperemos que no se encuentre resfriado.

El único minipunto a favor la acupuntura es que existen algunos ensayos que avalan cierta eficacia para tratar determinadas dolencias. Pero, como te digo, no es concluyente, dado que estos estudios que determinan los beneficios de esta práctica cuentan con fallos metodológicos determinantes, son pequeños, están mal diseñados o no están sometidos a un control adecuado. Y lo que es peor para la credibilidad de la acupuntura, cuando se realizan ensayos bajo estándares científicos más rigurosos, los resultados son malos, no superiores al placebo.

Uno de los principales desafíos a la hora de investigar la acupuntura es la dificultad de crear un placebo efectivo, y es que en los ensayos clínicos este debe ser indistinguible del fármaco o tratamiento que hay que testar, algo que en el caso de la acupuntura es complicado ya que sí o sí también tendría que consistir en un pinchazo con una aguja. Esto se ha solucionado con lo que se conoce como «acupuntura simulada», en la que se utilizan agujas que simulan una presión similar a un pinchazo pero que no penetran en la piel, o bien que se insertan en puntos que no están relacionados con los meridianos de la medicina tradicional china.

En la mayoría de los estudios realizados de esta manera los resultados muestran que no hay una diferencia significativa entre la acupuntura real y la simulada, lo que sugiere que cualquier beneficio percibido por los pacientes se debe más a la expectativa de mejora o al contexto de la terapia que a la inserción de agujas en puntos específicos.

El estudio de Cherkin et al. (2009), «A randomized trial comparing acupuncture, simulated acupuncture, and usual care for chronic low back pain», publicado en *Archives of Internal Medicine* (https://

pubmed.ncbi.nlm.nih.gov/19433697/), es un ensayo aleatorizado donde se buscaba comparar la acupuntura tradicional, la simulada y la atención habitual para el dolor lumbar crónico. El resultado fue que la efectividad de ambas técnicas es la misma y las conclusiones que emitieron los investigadores fueron un poco tendenciosas: «La adaptación de los sitios de punción a cada paciente y la penetración en la piel parecen no ser importantes para obtener beneficios terapéuticos». ¿Cómo no va a ser importante pinchar la aguja y elegir uno de los 365 puntos si esta supuesta ciencia lo basa todo en eso?

El hecho es que encontramos resultados similares en múltiples estudios, revisiones y metaanálisis, como el de Madsen et al. (2009), en *British Medical Journal (BMJ)* o el de Vickers et al. (2012), «Acupuncture treatment for pain: systematic review of randomised clinical trials with acupuncture, placebo acupuncture, and no acupuncture groups» (https://pubmed.ncbi.nlm.nih.gov/19174438/), publicado en *JAMA Internal Medicine*. En todos ellos la conclusión más razonable es que las mejoras mínimas que pueden presentar este tipo de intervenciones se explican por:

- El efecto placebo: las expectativas y el contexto del tratamiento pueden inducir una mejoría subjetiva, en ningún caso curativa.
- El efecto de la atención personalizada: el hecho de que estas terapias suelan involucrar sesiones largas en las que el terapeuta escucha y cuida al paciente puede influir en la percepción de mejoría.
- Los sesgos de confirmación: si alguien cree que el tratamiento funcionará, puede interpretar cualquier pequeña mejoría como un éxito de la terapia e ignorar otros factores o explicaciones.

De la medicina tradicional china nos llegan más pseudoterapias que cuentan con una gran aceptación social, que también se basan en energías y en la estimulación de puntos y que, como no puede ser de otra manera, carecen totalmente de evidencia o fundamento alguno.

La moxibustión es parecida a la acupuntura, pero al menos no te pinchan, ya que en lugar de agujas, se queman hierbas, generalmente artemisa desecada, bien se quema sobre la piel o bien se forma algo así como un puro que se prende cerca en los puntos de acupuntura para promover el flujo de Qi y mejorar la salud.

La auriculoterapia también resulta gracio..., digo, curiosa, ya que en este caso se presionan distintas zonas de la oreja que pueden «arreglar» diversos órganos o partes del cuerpo.

Este fenómeno de que las diferentes partes del organismo se reflejan en una zona concreta es común en otras pseudociencias, como la reflexología podal o la iridología, que podíamos poner al mismo nivel que la lectura de manos y la ramita de romero.

Queda mucho camino por recorrer en la «lucha» frente a las terapias alternativas y pseudociencias. De hecho, en la novena Encuesta de Percepción Social de la Ciencia realizada por la Federación Española de la Ciencia y la Tecnología (FECYT) en el año 2018, se comprobaba que uno de cada cinco encuestados creía que la homeopatía y la acupuntura tienen un carácter científico. Y quizá pienses que no es tan terrible tomar unas bolitas de azúcar, que te pinchen con una aguja o que te enciendan cerca de la piel un puro de hierbas de artemisa seca, pero te voy a dar algunos datos que espero te hagan reflexionar:

- Las «medicinas alternativas» multiplican por tres, cuatro y hasta cinco el riesgo de muerte en pacientes de cáncer.
- El uso de «remedios naturales» aumenta los efectos secundarios de algunos medicamentos y reduce su efectividad.
- La Asociación para Proteger al Enfermo de Terapias Pseudocientíficas evidencia, en el «Primer informe sobre fallecidos a causa de las pseudoterapias en España», que al año mueren entre 1.210 y 1.460 personas por el uso de estas prácticas.

#elfríonoresfría

DE GENERACIÓN EN GENERACIÓN: LOS MITOS DE SIEMPRE

#elfríonoresfría

TU MADRE Y TU SUEGRA SE EQUIVOCAN: EL FRÍO NO RESFRÍA

Esta vez sí, esta vez toca quitarle la razón a tu madre o, ya puestos, a tu suegra, que seguro que son las que más veces te han repetido eso de «Llévate algo por si refresca», o también eso de «Estos niños, todo el día descalzos, se van a resfriar».

Y es que probablemente este sea el mito de salud más viejuno y repetido del mundo, y no tiene nada de real. Bueno, solo una mínima parte, y es muy sencillo de desmontar.

Cuando hablamos de un resfriado, catarro, gripe o de una faringoamigdalitis, nos referimos a una infección que se genera cuando un patógeno llega a un hospedador (o ya está en él) y empieza a multiplicarse y desarrollarse; esto originará una patología o, lo que es lo mismo, una enfermedad.

En el caso de estas patologías de alta prevalencia en los meses más fríos, los responsables son virus o bacterias:

- Catarros o resfriados: se tratan de una infección viral del tracto respiratorio, causado principalmente por virus de la familia de los rinovirus.
- Gripe: también hablamos de una infección viral, pero en este caso el principal responsable es la familia de virus influenza, del que además existen tres tipos diferentes (influenza A, influenza B e influenza C).
- Faringoamigdalitis: hace referencia al famoso «dolor de garganta», al que también se le puede poner otros nombres como «faringitis», «amigdalitis» o «faringoamigdalitis» en función de la zona donde se encuentre la molestia. En este caso, el responsable puede ser tanto un determinado tipo de virus o de bacterias y, dentro de ellas, cerca del 70-80 % son víricas.

Así que, por una vez y sin que sirva de precedente, tu madre/suegra se equivoca: no es el frío, son diferentes agentes patógenos los que causan un resfriado, catarro, gripe o cualquier faringoamigdalitis. Aunque una madre es una madre y no conviene quitarle toda la razón (esto mismo es aplicable a una suegra), sigue leyendo.

A pesar de que lo que te acabo de explicar es totalmente correcto, es verdad que el frío sí que tiene cierto papel en el mundo del resfriado, de la gripe o de las infecciones de garganta. Te cuento:

- En los meses fríos del año tendemos a pasar menos tiempo en el exterior. El frío, la lluvia o la nieve hacen que cambiemos los paseos por el parque o el campo por los centros comerciales u otros establecimientos y que, si vamos a clase o al trabajo, pasemos la jornada con las ventanas cerradas y nada de ventilación. De tal manera que el hacinamiento, los espacios cerrados con alta densidad de personas en su interior y la falta de ventilación son circunstancias que favorecen el contagio de estos virus y bacterias, ya que se producen por contacto directo y fundamentalmente por vía aérea.
- El sistema respiratorio está recubierto en su totalidad por moco o flema cuya principal función es la de ejercer de barrera protectora

frente a virus, bacterias o agentes irritantes, puesto que ejerce como una especie de malla o de red que los atrapa para que nuestras defensas puedan atacarlos y eliminarlos a través del aclaramiento ciliar, mecanismo por el cual el moco se moviliza hasta llegar al estómago (solo para que lo sepas, podemos llegar a comernos un litro de mocos al día). Durante los meses más fríos encendemos las calefacciones, que van a resecar el ambiente y, por ende, nuestras mucosas. Como consecuencia de esto, esas barreras se volverán más ineficaces, lo que favorece la colonización por parte de los microorganismos.

- Pero es que, además, las defensas responsables de atacar esos agentes patógenos se vuelven más ineficaces por el frío, tanto es así que descensos de temperatura de la mucosa nasal de 5 ºC[2] pueden disminuir en esa zona hasta un 50 % el número de células del sistema inmune.
- Por último, las temperaturas bajas son ideales para la supervivencia de estos virus, ya que no solo la cubierta lipídica que los recubre se hace más resistente, sino que, además, son condiciones ideales para su replicación. Valga como ejemplo que los rinovirus, responsables mayoritariamente de los resfriados comunes, se replican mucho mejor a temperaturas inferiores (33 ºC) a la fisiológica.

LA FIEBRE COMO MECANISMO DE DEFENSA

Nuestra temperatura corporal oscila entre los 36 y 36,7 °C e incluso los 37 °C. Además, esta varía a lo largo del día, siendo menor en las primeras horas y mayor en las últimas.

¿Quién controla la temperatura corporal? Unas neuronas termosensibles que se localizan en el hipotálamo anterior.

Podemos definir la fiebre como un síntoma inespecífico que consiste en la elevación de la temperatura corporal por encima

---

[2] Huang, Di et al., «Cold exposure impairs extracellular vesicle swarm-mediated nasal antiviral immunity», febrero de 2023, vol. 151, n.º 2, pp. 509-525.E8

de sus niveles normales, generalmente producido como respuesta frente a una infección de cualquier tipo... Y recuerda, es un síntoma, no una enfermedad.

Sobre esto, quien más sabe es la Asociación de Pediatría de Atención Primaria (AEPAP), que recomienda la toma de la temperatura corporal con un termómetro digital por vía rectal en los niños más pequeños y en la axila en los niños más mayores. Además, clasifica la fiebre en cuatro estadios diferentes:

- Febrícula, entre 37 °C y 38 °C.
- Fiebre moderada, entre 38 °C y 39 °C.
- Fiebre alta, entre 39 °C y 40 °C.
- Fiebre muy alta, más de 40 °C.

La fiebre se produce por la presencia en el organismo de unas sustancias llamadas pirógenos, que además pueden ser de dos tipos:

- Pirógenos exógenos: son aquellas sustancias capaces de producir fiebre, pero que son externas a nuestro organismo. ¿Cuáles? Los más habituales son los responsables de las infecciones: virus, bacterias, hongos... También pueden ser tóxicos o incluso medicamentos.
- Pirógenos endógenos: aquí ya se trata de una serie de sustancias que producimos en el organismo y que finalmente darán lugar a esa fiebre. ¿Cuáles? Las sustancias llamadas prostaglandinas, interleucinas...

Cuando en el organismo entra una bacteria o un virus (pirógeno exógeno), nuestro sistema inmunitario, nuestras defensas, lo detectan y comienza la lucha contra la infección. En ese proceso se van a generar, además, determinadas sustancias (pirógenos endógenos) que harán que aumente la temperatura corporal y, por tanto, se produzca la fiebre.

Al final, esta no es más que un complejo mecanismo de defensa que no solo nos va a proteger al aumentar la inmunidad, tanto específica como inespecífica, favoreciendo así la respuesta antiinfecciosa del organismo, sino que además ese aumento de la temperatura corporal afectará a la capacidad de replicación de los virus.

Este es uno de los motivos por los que no siempre se aconseja el uso de antitérmicos como el paracetamol; solo se recomienda su empleo cuando la fiebre viene acompañada de malestar para aliviarlo o con temperaturas muy altas, superiores a los 39 °C.

Queda bastante claro que ni los virus entran por los pies ni te resfrías por pasar frío, aunque algo contribuya. Lo que todavía mucha gente no tiene muy claro es la utilización correcta de determinados medicamentos, y aquí viene otro mito/bulo que, además, resulta bastante peligroso, así que vamos a abrir ese melón.

CON UN CATARRO O UNA GRIPE FUERTE, LO MEJOR SON LOS ANTIBIÓTICOS

La siguiente historia es una fantástica casualidad, eso que llaman serendipia, y que va unida irremediablemente al nombre de Alexander Fleming, científico británico descubridor del primer antibiótico: la famosísima penicilina.

Seguro que algo has oído... Fleming, un prometedor investigador, anda en su laboratorio cultivando en una placa de petri unos estafilococos y un buen día..., *voilà!* Descubre que en una de sus placas algo ha matado a estos estafilococos y ha formado unos circulitos... ¿Quién ha sido? El responsable es una sustancia producida por un hongo del género Penicillium, y de ahí vino el nombre de «penicilina».

El descubrimiento y uso a gran escala de los primeros antibióticos ocurrieron hace relativamente poco, a principios del siglo pasado, y su introducción en el mundo de la medicina resultó ser una auténtica revolución. Y es que antes de ellos, una simple herida podía mandarte al otro barrio. Quizá por ello, en el imaginario colectivo, los antibióticos se consideran un medicamento pluripotencial capaz de acabar con cualquier microorganismo infeccioso. Pero nada más lejos de la realidad.

Hablamos de una infección cuando un patógeno llega a un hospedador (o ya está en él), empieza a multiplicarse y a desarrollarse, y origina una patología (una enfermedad). Creo que más o menos todo el mundo tiene esto bastante claro. De tal manera, mediante este mecanismo tenemos cuatro tipos de infecciones que se deben a cuatro causantes diferentes. Estoy seguro de que has tenido varias de ellas, así que muchas te resultarán familiares:

- Infecciones víricas: causadas por virus y tratadas con antivirales. Van desde un catarro a una gripe o la mayoría de las faringitis.
- Infecciones fúngicas: causadas por hongos y tratados con antifúngicos. Son, por ejemplo, la candidiasis, el pie de atleta, onicomicosis...
- Infecciones parasitarias: causadas por parásitos y tratados con antiparasitarios. Como las lombrices, por ejemplo.
- Infecciones bacterianas: causadas por bacterias y tratadas con antibióticos. Por ejemplo, una otitis, conjuntivitis bacterianas, infecciones dentales, cistitis.

Y esta sencilla clasificación es el motivo por el que un antibiótico no vale para todo, a pesar de que mucha gente les confiere un poder ilimitado y considera que son susceptibles de utilizarse para cualquier tipo de infección. Esto es un grave error.

Los antibióticos son sustancias químicas que pueden producirse de manera «natural» por microorganismos, ser totalmente sintéticos o semisintéticos, y su función es la de eliminar (efecto bactericida) o bien inhibir el crecimiento (bacteriostático) de los diferentes tipos de bacterias.

Y ese es el quid de la cuestión, las bacterias. Los antibióticos actúan de distintas maneras y todas se centran en atacar alguna parte sensible de la bacteria, de tal modo que pueden actuar a nivel de:

- La pared bacteriana.
- La membrana bacteriana.
- La síntesis de proteínas.
- La síntesis de ácidos nucleicos.

Ese es el principal motivo por el que un antibiótico no le haría ni cosquillas a un virus, porque esas dianas terapéuticas simplemente no existen en ellos. Aun así, durante muchos años se ha abusado mucho de antibióticos tanto en humanos como en veterinaria, y esto ha generado un gran problema, uno que, si no se ataja, va a dejar la pandemia del coronavirus en nada.

> **CURIOSIDADES FARMACÉUTICAS: ALERGIA A LAS PENICILINAS**
>
> Son muchas las veces que, en el mostrador de la farmacia, un paciente, al dispensarle un determinado producto y tras mirar por encima la composición del medicamento, me ha preguntado si lleva penicilina. En una ocasión, intrigado, le pregunté yo a uno de ellos por qué pensaba que lo que le habían recetado contenía ese antibiótico. Él, ni corto ni perezoso, me explicó que creía que todo lo que terminaba en -ina lo era.
>
> Bueno, como más que un bulo es un malentendido, merece la pena aclararlo. Y para eso empezamos desde el principio, así que... ¿Qué es la penicilina? Se trata de un antibiótico con acción bactericida perteneciente al grupo de las beta-lactamas que no encontraremos en preparados como anticatarrales, inhaladores nasales, supositorios, antihistamínicos, etc. Solo cuando el médico nos prescriba un antibiótico, podremos preguntarnos si contiene penicilina.
>
> Por tanto, ahora nos surge la duda: ¿qué antibióticos son penicilinas? Pues varios, el más conocido de todos ellos es la amoxicilina, pero también lo son la ampicilina, bencilpenicilina, fenoximetilpenicilina y cloxacilina. Por tanto, cualquier fármaco que incluya alguno de estos principios activos debe ser evitado por las personas diagnosticadas como alérgicos a las penicilinas. Ahora bien, no debes preocuparte si eres uno de ellos porque, por suerte, el arsenal terapéutico es lo suficientemente amplio para tratar una infección con otros tipos de antibióticos.

> Dicho esto, conviene saber que entre un 8-10 % de alérgicos a las penicilinas también lo son a las cefalosporinas, otro grupo de antibióticos de estructura muy similar a las penicilinas. Es por esta razón, y como medida de precaución, por la que un alérgico a las penicilinas también deberá evitar el uso de cefalosporinas a sabiendas de que la incidencia de alergia es baja.
>
> Respecto a esto, se estima que alrededor de un 5 % de la población es susceptible de sufrir algún tipo de reacción, que puede ir desde erupciones cutáneas (localizadas o generalizadas) hasta otras de tipo sistémico que pueden ser muy graves, aunque lo cierto que son muy poco comunes. Es más, según diferentes trabajos, una alergia verdadera a la penicilina se produce en el 7-23 % de los pacientes que han sufrido una reacción a este antibiótico. Así que en muchas ocasiones la alergia no es tal y quizá merezca la pena que lo revise un médico, no vaya a ser que el episodio por el que se te diagnosticó o te autodiagnosticaste como alérgico a la penicilina no fuera más que un efecto adverso «normal».

¿QUÉ SON LAS RESISTENCIAS BACTERIANAS A LOS ANTIBIÓTICOS?

Este nombre hace referencia al proceso por el cual una bacteria se vuelve resistente a un antibiótico al que era sensible, algo así como un mecanismo de defensa por el que la bacteria aprende a defenderse del antibiótico; el resultado es que este deja de hacer efecto.

En realidad no es algo nuevo, es un fenómeno que ha existido siempre, incluso antes de que los humanos descubriéramos y empezáramos a usar estos tratamientos. El problema, como siempre que los humanos andamos implicados, es que hemos agravado el problema por mil y lo peor de todo es que lo hemos conseguido en solo setenta años, un tiempo que evolutivamente es un suspiro. No me quiero imaginar lo que ocurrirá cuando pasen otros setenta.

Ahora bien, ¿y esto por qué ha pasado? Estas resistencias son fruto de la evolución: las bacterias supervivientes son aquellas que, a través de mutaciones y posteriormente mediante la transferencia de material genético de unas a otras, generan esas defensas.

De manera general, la potencia de estas bacterias radica en que:

- Evitan que el antibiótico llegue a penetrar en ella y, así, ejercer su acción.
- Producen «sustancias» (enzimas) que tienen capacidad de neutralizar el antibiótico.
- Son capaces de expulsar el antibiótico fuera de la bacteria.
- Bien modifican el lugar donde tiene que actuar el antibiótico o bien generan una protección extra en ese lugar.

El resultado es siempre el mismo: al antibiótico le cuesta más trabajo hacer efecto o ni siquiera funciona.

> Según datos de la campaña del Ministerio de Sanidad «Antibióticos: tómatelos en serio», las infecciones por bacterias resistentes a los tratamientos causaron 33.000 muertes en Europa y, en el caso de España, la cifra anual de muertes atribuibles a ellas asciende a 4.000, según los datos del Registro de Actividad de Atención Especializada.
>
> Y algo muy preocupante es que el estudio señala que el 75 % de los casos de muerte deriva de infecciones relacionadas con la asistencia sanitaria y el 39 % de infecciones provocadas por bacterias resistentes a antibióticos de última línea como la colistina y los carbapenémicos. Estos son antibióticos usados en el ámbito hospitalario y que vienen a

> ser herramientas muy potentes y de importancia crítica para la salud humana. Sin pretender ser alarmista, pero con los datos en la mano, si hasta estos ya empiezan a fallar, la cosa está muy mal.

LO MEJOR PARA LA TOS ES DORMIR CON MEDIA CEBOLLA EN LA MESILLA

Otra costumbre muy viejuna, un remedio muy de manual para calmar o eliminar la tos nocturna a costa de oler a cebolla toda la noche. Pero ¿tendrá algo de cierto?

Vamos paso a paso. Primero conviene conocer el problema, así que ¿qué es la tos? Es un mecanismo de defensa de nuestro organismo. ¿Para qué? Pues para liberar las vías altas. Mediante una «espiración explosiva» se facilita la eliminación de agentes irritantes, humo, polvo, líquidos, material aspirado como, por ejemplo, el contenido gástrico y, cómo no, también libera nuestras vías respiratorias del exceso de moco que producimos con algunas enfermedades. Se trata de un síntoma inespecífico que va a estar siempre asociado a una patología generalmente leve. Entre las más comunes están:

- Infecciones en el tracto respiratorio: suelen ser la causa más común de tos, y aquí el abanico se abre mucho. Desde un simple resfriado hasta una bronquitis o una neumonía cursan con tos entre sus principales síntomas.
- Patologías del tracto respiratorio: igualmente en este caso, las patologías que cuentan con la tos entre sus principales síntomas también es muy amplio, como EPOC, asma, enfisema...

> Existe un tipo de tos con una causa algo más específica y que sucede más veces de lo que pensamos, y es la reacción a los IECA.
>
> Los IECA son el grupo de fármacos más usados frente a la hipertensión y entre ellos está, por ejemplo, el enalapril, que es el antihipertensivo más recetado.
>
> Pues bien, uno de los efectos adversos de este grupo de medicamentos es una tos irritativa, nerviosa, que no cede ante ningún tipo de tratamiento. Así que si te han prescrito un tratamiento de este tipo y la tos ha aparecido, ya tienes la causa probable. Acude a tu médico para que te cambie el tratamiento.

A la hora de saber qué tipo de tos tenemos, es muy común clasificarla en función de si va acompañada o no de expectoración. De esta manera, hablamos de tos seca o improductiva cuando no va acompañada de expectoración y se trata de una tos irritativa. Esta no nos aporta nada, solo molestias en nuestro día a día. Por otro lado, tenemos la tos productiva; aquí sí va acompañada de expectoración y, claro, cumple esa función defensiva.

Para aliviarla podemos actuar de dos formas diferentes. Cuando se trata de una tos irritativa que, como hemos dicho, no aporta nada e incluso puede perjudicar nuestro descanso, la mejor opción es la toma de fármacos antitusivos, un grupo bastante heterogéneo de medicamentos que actúan bien de manera central al deprimir el centro bulbar que controla el reflejo de la tos, y periféricos que cuentan con una acción anestésica o analgésica sobre las terminaciones nerviosas bronquiales donde se inicia el reflejo.

Sin embargo, cuando la tos es productiva, no es aconsejable el uso de este tipo de fármacos. Lo ideal es no actuar y dejar que esta cumpla con su función fisiológica. Como mucho podemos usar fármacos mucolíticos o expectorantes que favorezcan esta expulsión y, por tanto, el reflejo de la tos no sea tan severo.

¿Y la cebolla en la mesilla de noche? Pues una vez más, remedio viejuno que ha resultado ser un bulo o mito. Tradicionalmente, en épocas cuando los recursos eran limitados, se echaba mano de lo que teníamos cerca, ¿y en qué casa no había una cebolla? El problema es que no hay evidencia alguna que justifique esta práctica. Es cierto que la cebolla tiene compuestos azufrados, aunque también que no tienen ningún tipo de efecto sobre la tos o el tracto respiratorio.

Añadiré que el uso de humidificadores que generan vapor de agua para mantener las vías respiratorias «húmedas» y a los que, en ocasiones, se les pueden incorporar sustancias balsámicas sí que tiene sentido, pero en ningún caso una cebolla partida por la mitad. Así que déjate de cebollas y, ante un ataque nocturno de tos, duerme un poco incorporado, bebe agua, usa un humidificador o acude a tu farmacéutico de confianza para que te dispense un jarabe adecuado.

LOS MOCOS Y SU IDIOSINCRASIA

Otra de las preocupaciones recurrentes de la temporada de otoño e invierno, sobre todo para los padres, son los mocos. Si encima, estos cambian de color, entonces ya el pánico es total.

Los mocos se forman a través de unas células llamadas caliciformes que recubren todo el sistema respiratorio y están compuestos fundamentalmente por agua (95 %) además de:

- Unas proteínas denominadas mucinas, que son las encargadas de generar la viscosidad necesaria.
- Células defensivas, fundamentalmente inmunoglobulinas A.
- Una serie de sustancias que también cumplen una función antimicrobiana, como la lisozima, lactoferrina e interferón.

Los mocos cumplen una función lubricante e hidratante, aunque principalmente su labor es defensiva y lo hacen tanto por medios físicos como inmunológicos:

- Función defensiva por medios físicos: debido a la consistencia viscosa, el moco va a actuar como una red que atrapa sustancias como alérgenos, irritantes, bacterias e incluso virus para eliminarlos después.

  El organismo elimina ese moco a través de lo que se denomina actividad ciliar que produce un aclaramiento ciliar. El epitelio del sistema respiratorio está recubierto por unos «pelillos» llamados cilios que realizan un movimiento de bateo y doblado con el que consiguen mover la mucosidad, bien desde el vestíbulo nasal hacia la faringe, donde se traga de forma inconsciente, o bien para que ascienda por la tráquea y, a través de las cuerdas vocales, pase a faringe en dirección al estómago.

- Función defensiva por medios inmunitarios: los virus y las bacterias quedan atrapados por el moco y nuestras defensas los atacan. Los mocos se convierten en un campo de batalla hasta donde llega la inmunoglobulina A, que actúa como una especie de primera línea de defensa frente a estos patógenos; también llegan sustancias con función antimicrobiana que se van a dedicar a atacar a esos virus o bacterias.

> Además de esos cilios, para movilizar adecuadamente el moco es necesario que exista una cantidad determinada de líquido en las capas periciliares. Es importante tener esto en cuenta, ya que la consecuencia más común de una enfermedad aguda es

> la deshidratación sistémica, dado que provoca que el esputo sea más espeso (más difícil de transportar) y que se reduzca el líquido periciliar. Este es el motivo por el que, cuando te acatarras, tu médico y/o tu farmacéutico hace mucho hincapié en que bebas bastante agua.

Y ¿QUÉ PASA CON EL COLOR, INDICA UNA INFECCIÓN? ¿CUANDO SON VERDES SIGNIFICA QUE NECESITAMOS ANTIBIÓTICOS?

Vamos por partes. Cuando nuestro hijo tiene velas de mocos colgando, muy probablemente tenga una infección, es decir, un resfriado, un catarro o una gripe. Y como te he contado ya, es que el cuerpo está ejerciendo su función defensiva.

Aunque debes tener en cuenta que el 90 % de esas infecciones están causadas por virus y, como acabamos de decir, los antibióticos no les hacen ni cosquillas. En realidad, el color del moco va a dar exactamente igual: para lo único que nos puede servir es para, de alguna manera, darnos algunas pistas sobre la fase en la que se encuentra el resfriado o el catarro.

Al principio, con la llegada del virus, se ha producido ese aumento de la producción de moco que, como decía, está formado en su mayor parte por agua, de ahí que sea transparente. La enfermedad avanza y nuestras defensas empiezan a emplearse a fondo para combatir la enfermedad, las sustancias con actividad antimicrobiana comienzan a actuar no solo sobre los virus que han quedado atrapados, sino también sobre las bacterias, que aprovechan el tirón e intentan infectar. De tal modo que, con todo esto, a los mocos no les queda más remedio que ir cambiando de color y pasan a ser amarillentos, ya que se van acumulando enzimas, inmunoglobulinas, bacterias muertas, etc.

Nuestras defensas siguen trabajando y hasta el moco llegan unas células llamadas neutrófilos que pertenecen a las «defensas del organismo» y que, para ejercer su función de ataque contra las bacterias y virus, cuentan con unas enzimas llamadas peroxidasas. Estas, junto con la lactoferrina, que siempre está presente en el moco, cuentan en su composición con grandes concentraciones en hierro. Pues bien, este es el que da ese color verdoso.

Y eso es todo, no hay por qué preocuparse, todo sigue su curso y, si no hay signos de alarma, no es necesario acudir a más artillería farmacológica por muy verde que sea el moco.

¿LA LECHE AUMENTA LA PRODUCCIÓN DE MOCOS?

Esta es otra creencia superarraigada, y es que son muchos los padres que, cuando su hijo o hija empieza con un catarro, automáticamente eliminan la leche de la ecuación. Bueno, en este caso del desayuno y/o la merienda.

Parece ser que este mito o bulo se hace popular porque aparece en un libro de pediatría muy vendido en los Estados Unidos llamado *The Common Sense Book of Baby and Child Care,* del doctor Benjamin Spock, publicado en 1946 y del que se han vendido más de cincuenta millones de ejemplares y se ha traducido a treinta y nueve idiomas.

Lo más curioso de este mito es que no tiene ni un mínimo de realidad, una base fisiológica a la que agarrarse. Aparece en algunos textos muy antiguos y en el libro del doctor Spock, pero sin ningún tipo de explicación. De todas maneras, y al tratarse de una creencia muy extendida entre los padres, sí que se han realizado diversos estudios para comprobar si se trataba de algo cierto o si estábamos ante un bulo.

En Australia se llegó incluso a enfermar a un grupo de personas. Les inocularon con rinovirus tipo 2 para comprobar si la toma de leche u otros productos lácteos incrementaba la producción de moco y, para eso... ¡¡¡medían el peso de los pañuelos usados!!! El resultado fue el esperado: la leche no influye en la cantidad de moqueo.

Sí que se ha comprobado que algunos componentes de esta, como la albúmina, consiguen aumentar la producción de moco, pero en el estómago, algo que aumenta la protección del órgano y que no tiene ningún tipo de reflejo en las vías respiratorias.

¿DIARREA? REHIDRÁTATE CON UNA BEBIDA ISOTÓNICA DEL SÚPER

Este es un mito muy común. A menudo nos llegan a la farmacia pacientes pidiendo consejo para un episodio de diarrea, bien para ellos o para alguno de sus hijos, y mientras comentan los síntomas sueltan eso de: «¿Vendrá bien que le dé al niño un poquito de Aquarius?». O, aún peor, la bebida isotónica viene prescrita por parte del médico.

A nadie se nos escapa que este tipo de bebidas están enfocadas para la toma durante y tras el deporte, ya que nos hidratan, nos dan un plus de energía, dado que contienen azúcares, y también nos ayudan con la remineralización porque incorporan diferentes electrolitos que se pierden durante esa práctica, sobre todo sodio, que es el mineral que más perdemos durante la sudoración.

Pero esta situación no es similar a la que nos sucede cuando sufrimos un episodio de diarrea. Obviamente perdemos agua y sodio, pero también mucho potasio y bicarbonato en concentraciones isotónicas e hipotónicas en relación con el plasma.

El problema es que este tipo de bebidas isotónicas tienen un contenido en potasio bajo, insuficiente para cubrir las necesidades de una persona con diarrea aguda. Pero la cosa no queda ahí. A la falta de potasio hay que añadir que la concentración de azúcares en este tipo de bebidas suele ser muy alta y esto provoca, por un mecanismo parecido al de los laxantes osmóticos, que nuestro organismo libere más agua a nivel intestinal, con lo cual corremos el riesgo de agravar aún más la diarrea.

La solución es muy sencilla: utilizar lo que se conoce como soluciones de rehidratación oral, ya que se encuentran formuladas según las guías y recomendaciones de organizaciones médicas y sanitarias. Además, cuentan con la osmolaridad y las concentraciones adecuadas de glucosa, sodio, potasio, cloruro y de una base determinada (citrato, bicarbonato). También cuentan con la ventaja de que estas soluciones de rehidratación oral están indicadas para deshidrataciones leves y moderadas que son las que nos vamos a encontrar en el ámbito doméstico, además de poder utilizarse en todas las edades.

¿Y no podemos tomar limonada alcalina casera? Seguro que conoces la receta y, si no, yo te la recuerdo: aproximadamente un litro de agua, una cucharadita de sal, una cucharadita de bicarbonato, el zumo de un limón y dos cucharadas de azúcar. Pues, obviamente, es otra mala decisión. Y es que medidas como cucharadas, cucharaditas o una pieza de fruta no se contemplan en el ámbito sanitario. ¿Qué usamos, cuchara de café, de postre, sopera llenas hasta el borde o rasas? ¿El limón mediano, pequeño o grande?

Como puedes comprobar, no se trata de medidas precisamente exactas, por lo que vamos a obtener un líquido con una composición que en nada se parece a la recomendada y que, por tanto, no es que no nos solucione el problema, es que probablemente lo agravará.

LOS MEDICAMENTOS GENÉRICOS SON MENOS EFICACES QUE LOS DE MARCA

Este es un tema que siempre ha provocado mucha confusión, así que vayamos con él. Los medicamentos genéricos llevan mucho tiempo entre nosotros; en concreto, más de veinte años. Son los que te dan en la farmacia que tienen el nombre del principio activo seguido del laboratorio fabricante. Seguro que te suena, ¿verdad? El caso es que, a pesar de todo el tiempo que llevan con nosotros, todavía siguen siendo un misterio para muchos pacientes o, peor, los consideran una opción menos fiable.

Los principales bulos que siguen rodeando a estos medicamentos hacen hincapié en su «peor calidad», ya que se cree que los genéricos pueden incluir menos cantidad de principio activo, para ser exactos un 20 %.

Para empezar a desmontar esto, primero tendremos que saber de qué hablamos. Pues vamos a ello. La Ley de Garantías y Uso Racional de Medicamentos y Productos Sanitarios define «medicamento genérico» como: «Todo medicamento que tenga la misma composición cualitativa y cuantitativa en principios activos y la misma forma farmacéutica, y cuya bioequivalencia con el medicamento de referencia haya sido demostrada por estudios adecuados de biodisponibilidad».

Podemos hacer un ejercicio, vamos a pasar esta descripción académica a un lenguaje más popular, y entonces lo podríamos definir como un medicamento que tiene el mismo tipo y cantidad de principio activo (lo que realiza la acción farmacológica) y la misma presentación (cápsulas, comprimidos, jarabe…) que el original, siendo solo los excipientes donde puedes encontrar diferencias potenciales.

Por tanto, lo siguiente que tendremos que saber es qué son los excipientes. Son las sustancias que acompañan al principio activo y que sirven para ayudar en su formulación, conservación o administración, y su característica principal es que carecen de actividad farmacológica, es decir, que no ejercen ningún tipo de acción ni efecto sobre los síntomas de la enfermedad o del problema que se quiere tratar.

Entonces… si la diferencia radica en los excipientes, ¿los hay mejores o peores que otros? Pues no, no hay excipientes de primera y de segunda. En España todos los excipientes que contengan cualquier medicamento prescrito y dispensado deben estar aprobados por la AEMPS, por lo que, puedes estar seguro de que todos han pasado los controles adecuados.

¿Y qué hay de cierto en que se les permite contener menos principio activo y por eso el efecto no es el mismo? Bulo, es una idea totalmente inventada que parte de una mala interpretación, o quizá por interés (ahí sale mi vena conspiranoica), de un parámetro farmacocinético llamado bioequivalencia. No creas que esto es fácil de explicar.

La bioequivalencia es una condición necesaria para que un medicamento se considere equivalente genérico de otro. Esto se da cuando ambos producen concentraciones plasmáticas del principio activo tan similares que se puede esperar que sus efectos clínicos sean los mismos.

Para comprobarlo se realizan ensayos clínicos donde se comparan tres parámetros:

- El área bajo la curva que representa la concentración plasmática/tiempo (ABC).

- La concentración máxima alcanzada (Cmáx).
- El tiempo hasta la concentración máxima (tmáx).

De tal forma que dos fármacos serán considerados bioequivalentes cuando en un ensayo clínico tengan dos curvas de concentración/tiempo similares.

Y, como son parámetros en los que existe mucha variabilidad interpersonal, incluso dentro de medicamentos de distintos lotes, y esto no tiene consecuencias reales en cuanto al efecto farmacológico, se les permite que los intervalos de confianza del 90 % de los cocientes de las medias del ABC y Cmáx del original y el genérico estén dentro de los límites prefijados del 80-120 %. De ahí viene el famoso más/menos 20 %.

Ya avisé que no era sencillo de explicar y entender (si lo has logrado, ¡enhorabuena, esa es la intención!). En cualquier caso, lo importante es que no se permite que exista un medicamento «de marca» con 100 mg de activo y un genérico con 80 mg. En España no existen diferencias en eficacia, seguridad ni en calidad entre ambos, ya que todos los medicamentos están sometidos a la misma normativa y controles de calidad. Es más, todo eso tan complejo que te he intentado explicar sobre la variación en determinados parámetros farmacocinéticos permitidos, también se da en medicamentos de marca cuando, por ejemplo, lanzan al mercado presentaciones con diferentes formas farmacéuticas.

El problema de fondo con los genéricos viene, quizá, de que en demasiadas ocasiones los profesionales sanitarios los hemos comparado con productos de marca blanca de un supermercado. Y lo cierto es que en el mundo de la farmacéutica no existen medicamentos *low cost* ni de segunda clase.

EFECTO NOCEBO

Igual que existe el efecto placebo, que definíamos como la mejoría de la sintomatología de una patología por medio de una sustancia que carece de un efecto farmacológico o del que no se ha podido demostrar dicho efecto, también existe la otra cara de la moneda.

En este caso, en lugar de una mejoría, obtenemos el efecto contrario: la sintomatología empeora o aparecen efectos secundarios sin una causa fisiológica directa. Y esto es algo a lo que nos enfrentamos a diario en el mostrador como farmacéuticos cuando dispensamos algún medicamento genérico.

Cuando en la farmacia se le dispensa a nuestro paciente de turno un medicamento genérico equivalente al que tomaba de «marca», afirma que sufre más efectos secundarios o que nota falta de eficacia.

En el caso de los genéricos esto suele ocurrir, primero, por la falta de información sobre su seguridad y eficacia, aunque pasen por los mismos controles que los medicamentos de marca, así que en esto entono el *mea culpa*, porque los farmacéuticos deberíamos haber hecho un mejor trabajo en este sentido. Y otra de las cosas que influye en este efecto nocebo es el precio, ya que está comprobado que el efecto placebo es mayor si el tratamiento es más caro y si se asocia a una marca, al igual que también ocurre lo contrario: un menor precio aumenta el efecto nocebo.

Cada vez que alguien compara un medicamento de marca y su homólogo genérico, un duende farmacéutico muere. Recuerda tener siempre presente que puedes fiarte de la eficacia de cualquiera de ellos que compres en una farmacia española. Estate muy tranquilo a este respecto.

PARA LA RESACA, LO MEJOR ES UN POCO DE VITAMINA B

Tenemos muy interiorizado que las vitaminas del grupo B son muy útiles tanto para prevenir una resaca como para mejorar la tolerancia al alcohol. De hecho, es bastante común que los viernes, sábados y algún que otro domingo tengamos en la farmacia peticiones de este tipo. Pues lamento decirte que es un mito. Por mucha vitamina B que te tomes, si te inflas a copas, pasarás un domingo de mantita y sofá, pero más muerto que vivo.

Podemos definir una resaca como el conjunto de síntomas desagradables que se experimentan después de un exceso en el consumo de alcohol. Por simple estadística, seguro que los conoces, ya que se estima que cerca de un 80 % de la población ha sufrido algún episodio de resaca al menos una vez al año, pero, aun así, te los voy a enumerar:

- Cefalea o dolor de cabeza. Si hablamos de cefaleas secundarias (cuando es síntoma de otra enfermedad), la prevalencia del dolor de cabeza por resaca es del 72 %.
- Malestar general y sensación de mareo.
- Náuseas, malestar gastrointestinal y boca seca.
- Hiperexcitabilidad, ansiedad y sudores.

La intensidad de estos síntomas y la severidad de la resaca está directamente relacionada, como es obvio, con la cantidad y el tipo de alcohol ingerido, pero también influyen otras circunstancias, como la presencia o ausencia de alimentos en el estómago, el aumento de la actividad física durante el consumo de alcohol o el hecho de estar en buen o mal estado físico.

En cuanto a las causas de la temida resaca, sí que tenemos unos sospechosos habituales que se encuentran detrás de ellas.

La deshidratación provoca algunos síntomas como la sed, el cansancio o el dolor de cabeza. Cuando ingerimos altos niveles de alcohol, se reducen los niveles de vasopresina (una hormona antidiurética), lo cual produce un aumento de la micción y la pérdida de agua.

Existen unos compuestos llamados congéneres que se generan durante la fermentación y añejamiento del alcohol, y que son responsables en gran medida del sabor y aroma característicos de una bebida determinada. El acetaldehído, el metanol o el etilenglicol son algunos de ellos, y aparecen en mayor proporción en las bebidas alcohólicas de color oscuro como el whisky o el vino. Pues bien, se sabe que, a mayor proporción de estos compuestos, peor es la resaca. Luego no digas que nadie te ha avisado...

El último responsable de ellas es el principal sospechoso, el acetaldehído, un compuesto que aparece durante el metabolismo del alcohol. Cuando bebemos, este pasa principalmente por dos fases: en primer lugar por el hígado, el etanol se transforma en acetaldehído por la enzima alcohol deshidrogenasa y, posteriormente, este volverá al hígado, donde se transforma en ácido acético por la acetaldehído deshidrogenasa.

Pues bien, cuando el consumo de alcohol es muy alto, esta última enzima queda saturada de tanto trabajo y se va acumulando, lo que genera parte de esa sintomatología típica de la resaca.

> **ASIÁTICOS Y TOLERANCIA AL ALCOHOL**
> Quizá hayas escuchado alguna vez que los asiáticos tienen peor tolerancia al alcohol. Bueno, pues eso no es un mito. Es una realidad que le sucede a una parte importante de la población asiática que en cuanto beben, se ponen rojos y pillan peas

> más gordas. No me quiero ni imaginar los resacones que deben de manejar.
>
> Todo tiene una explicación, genética en este caso. Se trata de una mutación que hace que tengan una acetaldehído deshidrogenasa menos eficaz, por lo que se acumulará más cantidad de acetaldehído, que es el responsable no solo del rubor, sino también de las náuseas o la hipotensión, además de tener un mayor riesgo de cáncer, ya que su acumulación es cancerígena.
>
> Así que no los juzguéis mal, no es más que fisiología.

Teniendo todo esto ya claro, vamos a lo importante: ¿podemos mejorar la tolerancia al alcohol y disminuir la intensidad de una resaca tomando vitaminas del grupo B? Pues lo cierto es que no. Ninguna vitamina, ni del grupo B ni de ningún otro te da superpoderes antirresaca ni mejora la tolerancia al alcohol.

Muy probablemente este bulo venga de los protocolos médicos que existen para estabilizar a una persona que sufre una intoxicación aguda de alcohol, lo que conocemos como un coma etílico. Y es que dentro de los múltiples pasos que hay que seguir se incluye la administración de un suero glucosado con vitaminas del grupo B, concretamente B1 y B6. ¿Por qué? Pues para paliar la deshidratación que produce el consumo excesivo de alcohol en el organismo. La glucosa que contiene el suero es para prevenir la hipoglucemia, que también aparece en estos casos debido a que nuestro hígado está funcionando a tope en el metabolismo del alcohol y se olvida de la gluconeogénesis; las vitaminas del grupo B, especialmente la B1, sirven para prevenir el síndrome de Wernicke-Korsakoff, un trastorno neurológico grave asociado a la deficiencia de esta vitamina y que es característico de los alcohólicos.

En cuanto a la vitamina B12, no hay relación directa con el metabolismo del alcohol más allá de que su consumo crónico puede ocasionar un déficit de ella; sin embargo, esto no significa que su consumo a modo preventivo mejore el metabolismo del alcohol.

En resumen, no existe ninguna evidencia de que tomar estas vitaminas mejore tu tolerancia o te haga tener una resaca más llevadera. Si eso es lo que buscas, el mejor consejo que te puedo dar es el consumo moderado de alcohol.

PIOJOS: NI VUELAN NI SALTAN NI VAN A LAS CABEZAS SUCIAS

Es llegar septiembre y los padres y madres tiemblan al recibir la temida «carta de los piojos» del colegio, y es por estadística, entre un 5-15 % de los niños en edad escolar van a padecer una infestación de piojos (sí..., se llama así).

De forma que, como nos enseña Sun Tzu en *El arte de la guerra*, «si te conoces a ti mismo, pero no conoces al enemigo, por cada batalla ganada perderás otra». Así que nada, vamos a conocer a nuestro enemigo.

El piojo de la cabeza es un parásito que vive en el exterior de su huésped, que suele ser tu hijo o hija, y que se alimenta de sangre. Es un insecto de color marrón, tiene seis patas y un tamaño que puede oscilar entre los 2-3 milímetros, aunque se ven a simple vista.

Su vida no es muy excitante, la verdad, ya que se pasa casi todo el tiempo fijado mediante una pinza al pelo del huésped, y solo lo abandonan para bajar hasta el cuero cabelludo y alimentarse. O sea, una fiesta.

El principal síntoma que tu peque va a padecer es el picor, ya que cuando el piojo desciende hasta el cuero cabelludo y muerde, libera una «saliva» que es la que produce este efecto. Puede llegar a ser tan intenso que pueden aparecer lesiones fruto del rascado, y uno de los riesgos está, precisamente, en que esas lesiones se infecten. Aunque hemos de tener en cuenta que ese picor no es un síntoma definitivo, ya que un alto porcentaje de portadores de piojos son asintomáticos, es decir, que ni los notan.

Pueden localizarse por toda la cabeza, pero son más frecuentes cerca de la nuca, en la coronilla y detrás de las orejas. Si sospechas, centra tus esfuerzos en esas zonas.

Ya conocemos mejor a nuestro pequeño enemigo, aunque aun así lo podríamos considerar como una especie de ser mitológico, y no me refiero a que sean criaturas fantásticas que no existen, como el dementor de Harry Potter, solo lo digo porque se encuentran rodeados de mitos y creencias populares..., algunas de ellas muy tontas, por cierto.

LOS SUELTAN EN LAS PUERTAS DE LOS COLEGIOS

Puede que este sea mi bulo favorito por la parte que me toca como farmacéutico. Cuenta la leyenda, y algunos de los grupos de WhatsApp de padres y madres del cole, que las multinacionales farmacéuticas están detrás de las infestaciones de piojos en los colegios, y lo hacen mediante una suelta incontrolada de estos bichitos por los colegios de media España.

Como no puede ser de otra manera, es un bulo. Bueno, más que un bulo, aunque como hay gente para todo, algunos se lo toman en serio. Los piojos han existido durante miles de años y se han llegado a encontrar en momias egipcias y precolombinas, aparecen en textos chinos o incluso se han quedado pegados en las cabelleras de los neandertales. Así que no necesitan que los farmacéuticos los propaguemos, ellos solitos se abren camino entre nosotros, como han hecho durante miles de años.

LOS PIOJOS SALTAN Y POR ESO SE PRODUCEN LOS CONTAGIOS ENTRE CABEZA Y CABEZA

Los piojos ni saltan ni vuelan, siempre es por contacto directo, pelo con pelo o, si no, por medio de lo que se llama el contagio a través de fómites (objetos inanimados) como los peines, gorros o gomillas para el pelo, ya que pueden sobrevivir fuera del hospedador durante 24-48 horas.

Es más, la estadística dice que lo sufren en mayor medida las niñas que los niños, siendo además mucho más frecuente en edades que van desde los 3 años hasta los 10. ¿La razón de ambas cosas? Nada muy misterioso, los juegos de las niñas suelen ser más tranquilos y es más probable que exista el contacto cabeza con cabeza.

A LOS PIOJOS LES ENCANTA LA SUCIEDAD

La leyenda cuenta que los piojos se pirran por el pelo sucio y, claro, ven unas rastas y se vuelven locos. Una vez más, NO. Aunque tu madre no se lo crea, no existe una mayor apetencia del piojo por el pelo sucio, ya que afectan a todos los estratos sociales y su presencia no está relacionada con la falta de higiene.

Además, tampoco pueden ser transmitidos por animales; los piojos son muy exquisitos y especialitos, y el único huésped en el que pueden vivir es el humano.

SON BICHOS CASI INMORTALES, LES APLICO EL TRATAMIENTO Y, A LA SEMANA, OTRA VEZ PIOJOS

Esto también es algo que nos cuentan mucho en las farmacias. Aunque si bien es cierto que existen resistencias, son muchísimo menos habituales de lo que se piensa.

Generalmente las infestaciones en un espacio corto de tiempo suceden por dos cosas:

1. No aplicamos los tratamientos de manera correcta, por eso es muy importante seguir las instrucciones del fabricante y respetar los tiempos. Algunos de ellos no son ovicidas, es decir, no tienen capacidad de matar los huevos que el piojo deja pegados en el pelo, por lo que, aunque hayamos matado a todos los vivos en ese momento, los huevos eclosionan a la semana de ponerse y vuelta otra vez a la casilla de salida.
2. Que lo que el niño sufra sea una reinfestación. Aquí entramos en un círculo vicioso: tú los matas, pero si el compañero de cole no lo ha hecho, es probable que se los vuelva a pegar y así hasta el infinito y más allá.

> **CONSEJOS Y TRATAMIENTOS PARA ELIMINAR PIOJOS**
>
> *Don't panic* con los piojos, porque del mismo modo que han llegado, podemos hacer que se vayan. Solo necesitamos dos cosas, bueno tres: una lendrera, tratamientos pediculicidas y un poco de paciencia.
>
> La lendrera es imprescindible para detectarlos; se trata de un peine con unas púas muy juntas —lo ideal es que sean largas y preferiblemente metálicas—. Su función es la de arrastrar los

piojos vivos y muertos y, claro, también las liendres. Es la mejor forma de determinar la presencia o no de estos parásitos, y esto es importante, dado que si no confirmamos su presencia, NO debemos iniciar un tratamiento.

La mejor manera de usarla es separar el pelo, preferiblemente mojado, en cuatro zonas y peina que te peina, dado que el piojo se moverá más lento. Después de usar la lendrera, no olvides lavarla.

Luego tenemos una amplia variedad de pediculicidas, aunque dentro de ellos la permetrina es el mejor considerado. Esta es una piretrina sintética que se usa como pediculicida en concentraciones que van desde el 1 % (lo normal) hasta el 1,5 %. Además, tiene capacidad de acabar con el piojo (adulto y joven) y también posee capacidad ovicida, es decir, también mata a la liendre. Por último, cuenta con la ventaja de que puede usarse en niños a partir de los dos meses de edad y su absorción sistémica es muy escasa.

Te dejo algunos consejos para aplicar estos pediculicidas:

- Los tratamientos solo se realizarán cuando se comprueba la infestación. Si no lo tenemos claro, mucha lendrera.
- Los tratamientos deben hacerse con el cabello seco.
- El secado de los productos ha de hacerse al aire y no mediante un secador.
- Es muy importante respetar los tiempos de aplicación de los productos.
- Entre champú y loción, ¿qué elegimos? Siempre es mejor la loción.

¿Y para la prevención, hay algo? Pues todos los papás y mamás estamos de suerte, porque sí que hay productos que cuentan con evidencia como repelentes de piojos. En concreto, hay

> dos ingredientes que puedes encontrar en el mercado con diversas marcas comerciales. Por un lado, un compuesto llamado IR3535, un repelente de insectos (es muy común encontrarlo junto a los repelentes de mosquitos) y que también aplica a los piojos; por otro, también tenemos el octanediol, que cuenta con capacidad repelente, además de pediculicida.
> Y si usas aceite del árbol del té para prevenir la infestación, tengo una mala noticia: no está demostrado que actúe como repelente, e incluso como pediculicida, su acción es discutible.

MITOS SOBRE EL PELO

Pocas cosas nos preocupan tanto como el pelo, se trata de algo universal tanto si hablamos a nivel geográfico como a través de las épocas, y es que, casi desde que contamos con testimonios escritos, este tema sale a reducir de alguna manera u otra.

A lo largo de la historia, nuestro pelo, su presencia o no, su color, su longitud o el tipo de peinado han expresado represión o libertad, pudor o seducción, modernidad o conservadurismo.

¿QUÉ ES EL PELO?

Todo empieza en el folículo pilosebáceo, una estructura formada por dos partes bien diferenciadas:

- La glándula sebácea, situada en la dermis a la altura del músculo erector del pelo (responsable de que se nos ponga la «piel de gallina»). Produce una secreción lipídica cuya función es emoliente y lubricante, y se regula de forma hormonal.
- El folículo piloso, responsable de la formación del pelo propiamente dicho.

Al final, lo que el común de los mortales llamamos pelo, no es más que una acumulación de queratinocitos (hasta un 85 % de su composición) compactados, formado por tres capas bien diferenciadas: la médula, el córtex y la cutícula, y cuyo color viene determinado por la melanina.

> Que tengas el pelo lacio o rizado va a depender de la genética heredada, que es la que va a determinar dos cosas: si la salida al exterior del folículo piloso es circular, tendremos el pelo lacio y, cuanto más achatada, más rizado. Además, la presencia o no de rizos viene determinada por los puentes disulfuros presentes en las uniones entre diferentes fibras de queratina. Si esas uniones están a la «misma altura», pelo liso; si están a «diferente altura», pelo rizado.

Seguramente la mayor de las preocupaciones a lo largo de la historia siempre ha sido la pérdida del cabello. Cuánto tiempo, dinero y esfuerzo en buscar el santo grial de la calvicie, ese que nos haga pasar de vernos cual bola de billar a tener una melena de león con solo unas aplicaciones.

Vamos a empezar por lo más básico: todos los días se nos cae pelo. Sí, cuando te levantas por la mañana y te lo encuentras en la almohada o en el suelo de la ducha, hasta cierto punto se trata de algo normal. Perdemos una media de 100 a 150 pelos al día, y si nos movemos en esos parámetros, no tenemos por qué preocuparnos, ya que está en constante proceso de renovación. De cada 100 pelos que tenemos, siempre hay un 12-15 % en ciclo de recambio. Y es que nuestra preciada melena pasa por tres fases diferentes y fisiológicas:

- **Fase anágena:** se trata de la síntesis activa de los constituyentes de nuestro pelo, es decir, de crecimiento. Suele durar entre dos y seis años.
- **Fase catágena:** se trata de la transición entre el nacimiento y caída del pelo. En esta fase, el pelo deja de crecer.
- **Fase telógena:** es la caída del pelo. Puede durar aproximadamente tres meses. Aquí el pelo ya no crece, aunque sí que se encuentra dentro del folículo piloso, pero está suelto y el pelo nuevo que se está formando lo va empujando. La consecuencia, como podrás imaginar, es que el antiguo se caerá fácilmente cuando nos peinemos o nos lavemos la cabeza. Una vez que esto ocurre, vuelta a empezar.

Todo esto está muy bien, pero, entonces ¿cuándo hay que comenzar a preocuparse? Pues cuando empieces a clarear; ese será el signo de alerta definitivo, cuando una zona esté tan despoblada o con el pelo tan fino que el cuero cabelludo se haga visible.

Ahora que tenemos bastante más claro qué es el pelo y cuál es su ciclo vital, seguro que nos va a ayudar a comprender mejor cómo muchas de las creencias que tenemos asociadas a nuestra cabellera no son más que mitos o bulos.

SI TE LAVAS EL PELO MUCHO, SE TE CAE MÁS

Vamos por partes. La frecuencia de lavado del pelo y del cuero cabelludo va a depender de cada persona y, claro está, de sus hábitos de higiene. Ya explicamos al principio de este apartado que cada folículo pilosebáceo está formado, además de por el folículo piloso, por una glándula sebácea, que va a ser la responsable de que nuestro pelo sea más o menos graso, una de las razones principales por las que muchas personas necesitan lavarse el pelo con mayor frecuencia que otras.

Lavarnos la cabeza de manera habitual en realidad no tiene incidencia en la caída del pelo. Sí puede afectar a otras cosas como a la irritación del cuero cabelludo o que no lo percibamos del todo limpio por el uso de productos inadecuados, pero también porque la «técnica» o el «proceso» de lavado no sean los correctos.

Lo que sí ocurre es que, como nos frotamos el cuero cabelludo durante un tiempo y a que nos cae agua a una determinada presión, facilitamos la caída de ese pelo que se encuentra en fase telógena. Pero eso no tiene mayor importancia. Recuerda que hemos hablado de que el pelo se encuentra en constante renovación y que pasa por diferentes fases, por eso, si te lavas el pelo a diario, es más que lógico que también te los encuentres en la ducha; pero si no te lo lavas todos los días, lo encontrarás en la almohada, el peine, etc.

La segunda cosa que debes tener en cuenta son los efluvios telógenos, un tipo de caída bastante habitual. Te acuerdas de que el pelo pasa por diferentes fases, ¿verdad? Bueno, pues puede ocurrir que, por diversas causas, se rompa el equilibrio y una cantidad anormal de pelo pase a la fase telógena de golpe, lo que provoca que haya una mayor caída. Esto, unido a la tracción, frotamiento y el chorro de agua al que lo sometemos durante el lavado también puede hacer que veamos más cantidad de pelo de lo habitual en el suelo de la ducha.

Que no cunda el pánico, estos efluvios telógenos son bastante habituales y entre las causas que lo generan tenemos:

- Etapa posparto: quizá se trate del problema más común y algo que llega a agobiar mucho a las mamás. Sobre todo sucede por la disminución de la concentración de estrógenos durante el embarazo, lo que hace que el pelo entre en fase telógena, con lo que pasados dos-tres meses y en pleno posparto, el pelo se empezará a caer.
- Época del año: hay un refrán popular que dice que «En el tiempo de la berenjena, a la mujer se le cae la melena». En el mes de octubre, con la entrada del otoño, empieza la recolección de este

fruto y también de pelos en la almohada. Y es que es cierto que hay determinadas épocas del año en las que aumenta la caída del cabello, muy probablemente debido a vestigios evolutivos. Sí, todavía nos queda algo de cuando íbamos cubiertos de pelo, y un rinconcito de nuestro ADN se encarga de recordárnoslo con la muda, no de golpe, pero sí de manera progresiva con picos en los cambios estacionales.

- Dietas de adelgazamiento: seguir dietas muy restrictivas y desequilibradas hace que los aportes de nutrientes no sean los adecuados. Debido a esto, además de sentirnos más cansados o de que nuestra piel tenga peor aspecto, notaremos una caída excesiva de pelo, por ese déficit nutricional. Así que, querido lector, si al par de meses de iniciar esa dieta empieza la caída del pelo, ahora, por lo menos, sabrás cuál es la razón.
- El uso de algunos medicamentos: de hecho, algunos de los más consumidos pueden causar este tipo de problemas. Entre ellos tenemos algunos de uso tan común como el ácido acetilsalicílico, el propranolol, la carbamazepina, el enalapril, la fenitoína, el litio, la levotiroxina, la heparina o el aciclovir. Por suerte, disponemos de un gran arsenal terapéutico a nuestra disposición, de tal forma que, si con la toma de alguno de estos medicamentos has notado esta pérdida de pelo, lo mejor que puedes hacer es hablarlo con tu médico para valorar un cambio en el tratamiento.
- Tras sufrir procesos infecciosos o enfermedades: es bastante frecuente que en la etapa de convalecencia y tras todo el estrés al que se ha visto sometido nuestro organismo, una cantidad importante de pelo entre en fase telógena progresivamente y veamos una mayor caída. Esta situación se hizo muy visible durante la pandemia de coronavirus, cuando personas que habían sufrido la enfermedad de un modo más o menos agudo notaban una caída importante del cabello.

La parte buena de todo esto de los efluvios telógenos es que la recuperación de ese pelo que hemos perdido se va a producir de forma natural cuando el desencadenante cese. Y la parte no tan buena es que esa recuperación o vuelta a la normalidad puede llegar a tardar desde 6 meses hasta 6 años.

También te diré que puedes ser previsor e intentar disminuir la incidencia o la intensidad de esta pérdida anormal o incluso, en algunos casos, que no llegue a suceder al tomar un aporte correcto de complementos que puedes encontrar en cualquier farmacia. Fíjate muy bien que en su composición no falte:

- Hierro: su déficit es un factor desencadenante en la pérdida de pelo y está presente en numerosos tipos de alopecias. Dietas restrictivas o incluso por pérdidas excesivas en menstruaciones prolongadas u otros tipos de hemorragias pueden ocasionar esta carencia y la consiguiente pérdida de cabello. Así que, ante cualquiera de estas circunstancias, debes asegurarte un aporte correcto de este mineral.
- Cistina: es un aminoácido que forma parte de la queratina, siendo esta última una proteína constituyente fundamental de la piel, cabellos y uñas. Someternos a dietas desequilibradas o restrictivas puede dar lugar a la falta de este aminoácido, que traerá como resultado no solo la pérdida excesiva del cabello, sino también fragilidad en las uñas.
- Ácidos grasos esenciales: los famosísimos omega-3 y omega-6 son los que van a contribuir al mantenimiento del cuero cabelludo, disminuyendo la inflamación o el enrojecimiento de la piel.
- Vitaminas del grupo B, como la riboflavina, piridoxina o tiamina: actúan como cofactor en la formación de colágeno. Su déficit, generalmente causado por dietas desequilibradas, ocasionará un aumento de la pérdida del cabello.
- Biotina: se trata de una vitamina fundamental para un montón de funciones metabólicas de nuestro organismo. Su déficit o la necesidad de un mayor aporte puede dar lugar a pérdida de pelo o incluso a problemas dermatológicos.

Para lavar el pelo de manera correcta, esto es lo que debes tener en cuenta:

- Elegir productos adecuados, siempre prestando especial atención a la dermocompatibilidad. No solo lavamos el pelo, también enjuagamos el cuero cabelludo, por tanto, escoge productos que ayuden a eliminar impurezas, residuos y grasa, pero que no irriten la piel. Si eres de pelo graso, tampoco uses siempre un champú antigrasa porque esas limpiezas agresivas pueden generar un efecto rebote.
- Enjuagar siempre con agua tibia: el agua caliente puede irritar la piel del cuero cabelludo y, por otra parte, el agua fría es bastante más ineficaz en la retirada de la suciedad de carácter lipófilo.
- Evitar frotar el cabello con demasiada fuerza. No le pegues una paliza, solo conseguirás romperlo. Es supercomún que en la placa de la ducha encontremos el pelo que iba a caerse porque le tocaba más el que hemos roto en el proceso de lavado.
- No hay problema en usar acondicionadores o mascarillas ni en secar con el secador a temperaturas medias, mientras que las temperaturas muy altas sí que pueden dañar el pelo.

RAPARSE LA CABEZA HACE QUE SALGA MÁS FUERTE

Creencia superarraigada a la que se le aplica el verbo «sanear», como si nuestro pelo fuera una pared con humedades. Con el afán de querer hacerlo todo muy sencillo y que todo sea entendible, le aplicamos características, adjetivos o, como en este caso, verbos que confunden más que aclaran.

Andar por ahí rapado cual marine americano no va a hacer que el pelo te crezca más abundante ni más fuerte, da exactamente igual.

Cuando nos lo cortamos, actuamos sobre el tallo capilar, que es la parte del cabello que sobresale del cuero cabelludo. Este tallo está compuesto de células muertas llenas de queratina, lo que significa que una vez que el pelo sale de la piel, no tiene actividad biológica, es una estructura muerta y, por consiguiente, cortar ese tallo no va a afectar lo que sucede en la raíz.

¿Qué hay, entonces, detrás de esta creencia tan arraigada? Pues probablemente lo que sucede tras raparte la cabeza es que el mucho o poco pelo que vuelva a salir puede parecer más grueso y más duro, pero esto tiene una explicación muy sencilla: lo que ves y tocas es la parte que «nace» y que está pegada al cuero cabelludo. Esta es más ancha y, conforme ese pelo va creciendo, se va afinando.

NO EXISTE TRATAMIENTO PARA LA CAÍDA DEL CABELLO, TODO ES MENTIRA

Esto es algo muy extendido también, siempre habrá un *cuñao* que te lo razone y explique que entonces no habría calvos, pero lo que tu *cuñao* no tiene en cuenta es que la ciencia avanza una barbaridad y que hoy existen tratamientos muy eficaces, incluso para algunos tipos de alopecias cicatriciales.

Antes de nada, has de saber que existen diferentes tipos de alopecias en función de su causa, aunque las más comunes son estas tres:

- Efluvios telógenos: de los que ya hemos hablado, entre cuyas características está el que el pelo perdido se recuperará en un lapso de entre 6 meses y 6 años.
- Alopecia androgénica: es muy común en hombres y se estima que hasta un 60 % pueden sufrirla a lo largo de su vida, aunque no es exclusiva del género masculino, ya que también existe una alopecia

androgénica femenina con incidencias nada despreciables y estimaciones de hasta el 25 %. Se desarrolla por una mezcla de causas hormonales y genéticas que terminarán por miniaturizar el folículo piloso y, si no se prescribe un tratamiento adecuado, el folículo con su correspondiente pelito terminará por desaparecer. Y ahí está la buena noticia, se trata de un tipo de alopecia tratable con muy buenos resultados.

- Alopecia areata: esta es de causa autoinmune, aunque factores como el estrés pueden ser desencadenantes del proceso.

Bueno, pues como te decía, estos tipos de alopecia, que además son las que sufre la mayor parte de la población, no solo son tratables, sino que, además, los resultados obtenidos son muy buenos.

Los tratamientos que suelen pautar los dermatólogos son principalmente tres, combinados o no:

- Minoxidilo: seguramente el primer fármaco con evidencia científica en sus efectos sobre la caída del cabello. Tiene una historia cuando menos curiosa, es el típico ejemplo de serendipia; resulta que su función original es la de ser un vasodilatador periférico para el tratamiento de la hipertensión refractaria grave, ya que era capaz de disminuir la presión arterial sistólica y diastólica. Pero en los años ochenta del pasado siglo, A. R. Zappacosta publica un hallazgo casual en una carta al *New England Journal of Medicine*, titulada «Reversal of Baldness in Patient Receiving Minoxidil for Hypertension» que, si lo traducimos al español sería: «Reversión de la calvicie en pacientes que recibieron minoxidil para la hipertensión». Y es que en los primeros ensayos con el medicamento, una cuarta parte de los pacientes desarrolló hipertricosis.

Hoy en día se usa tanto de manera tópica como por vía oral en dosis bajas y los resultados son excelentes. Su mecanismo de acción no se conoce al cien por cien aunque sí se sabe que el minoxidilo aumenta la producción de prostaglandina E2, que estimula y prolonga la fase anágena del crecimiento del pelo y acorta la fase

telógena de caída. Por último, y como se trata de un vasodilatador, mejora el flujo sanguíneo en los folículos pilosos, por tanto, estos obtienen una mayor y mejor nutrición.
- Finasterida: un fármaco que pertenece al grupo de inhibidores de la 5-alfa-reductasa y que ha demostrado su eficacia contra la alopecia. Es un componente muy selectivo, presente en los folículos pilosos y que bloquea la conversión periférica de la testosterona en el andrógeno dihidrotestosterona (DHT). Esto es importante porque está demostrado que niveles altos de DHT inducen la miniaturización de los folículos pilosos, y adiós pelo.

  Hoy en día son varios los fármacos de este grupo que los dermatólogos recomiendan «fuera de indicación», esto es, con un efecto indirecto que viene bien para esta patología concreta con unos buenos resultados.
- Trasplante capilar: es el último de los tratamientos, especialmente indicado para la alopecia androgénica, la más común, aunque también se puede realizar en otros casos. En palabras de la Asociación Española de Dermatología y Venereología, se trata de una cirugía que busca mejorar la densidad capilar cuando esta se ha perdido, y lo hace reubicando los cabellos del paciente, extrayendo injertos de la zona donante (sobre todo de la parte posterior y lateral de la cabeza) para posteriormente colocarlos en las zonas donde hacen falta (en general, la parte frontal y superior).

> Que no te queden dudas a la hora de hacerte un trasplante capilar, el pelo trasplantado no se caerá porque mantiene las características de la zona de la que se extrae y estas son resistentes de manera natural a la alopecia androgénica.

Así que sí, en la actualidad existen bastantes curas para el tratamiento y mejora de alopecias con aval científico. La investigación continúa y procura fármacos prometedores como los anti-JAK o inhibidores de la vía JAK, que en el futuro nos ayudarán a lucir pelazo.

LAS CANAS: SI TE ARRANCAS UNA, TE SALEN SIETE, Y LOS CANOSOS NO SE QUEDAN CALVOS

Asociados a las canas (o acromotriquia) también hay algún que otro mito que carece de sentido, pero antes y para entenderlo mejor, merece la pena explicar qué son.

Al igual que el color de la piel o de los ojos, el tono de nuestro pelo también viene determinado por una sustancia llamada melanina, un biopolímero que se fabrica únicamente en un tipo de células especializada, el melanocito, y que puede ser de dos tipos:

- Feomelanina: se trata de una melanina rica en azufre que... Esto te da exactamente igual, lo importante es que sepas que las personas de piel clara la tienen en mayor proporción. Y con el pelo, pues exactamente lo mismo, a mayor proporción de feomelanina, pelo más claro.
- Eumelanina: es una melanina que nos va a aportar coloraciones oscuras, por tanto, a mayores concentraciones, tendremos personas con piel o pelo más oscuro.

En nuestra piel la melanina se produce de manera continua. Recuerda que esta cumple una función defensiva, y que ante la exposición solar, los melanocitos de la epidermis aumentan la cantidad de melanina que se va a situar allí donde hace falta proteger el núcleo de nuestras células.

Sin embargo, en el cabello esa producción no es constante y sí está asociada a las fases de crecimiento de las que ya hemos hablado, de tal modo que está pigmentado activamente en la fase anágena, se «apaga» durante la fase catágena y está ausente durante la telógena.

> Nuestro color de pelo varía desde la infancia a la edad adulta por culpa de nuestros melanocitos, y es que cuando somos pequeños, estos no funcionan a pleno rendimiento. Hasta que no cumplimos los 4 o 5 años no tendremos nuestro color de pelo definitivo.

Pues bien, cuando se deja de producir melanina folicular, empiezan a aparecer las canas. Como puedes comprobar, nada muy misterioso. Lo único que no se tiene muy claro es si cuando esa unidad pigmentaria folicular deja de funcionar de forma correcta es porque perdemos melanocitos directamente.

¿Y esto por qué ocurre? Pues no se tiene claro al cien por cien la etiopatogenia del «encanecimiento», aunque todo parece indicar que el papel de los radicales libres y del estrés oxidativo es muy importante para su desencadenamiento. De hecho, hay experimentos que relacionan la apoptosis (suicidio celular) de los melanocitos y el daño oxidativo en los folículos pilosos grises. Conforme vamos cumpliendo años, la acción de esos radicales libres se acumula y termina dañando la unidad pigmentaria folicular y, claro, aparecen las canas.

Si quisiéramos crear el exposoma de la cana, seguro que estaría formado por todas esas circunstancias tanto exógenas como endógenas que desembocan en un aumento de la concentración de radicales libres como la radiación UV, la contaminación, el consumo de tabaco, la inflamación o los factores emocionales como el estrés, pero no solo por esto. Entre los responsables del encanecimiento prematuro también vamos a encontrar algunos medicamentos antipalúdicos y quimioterápicos, el hipotiroidismo, la anemia perniciosa o el déficit de vitamina D3 y, cómo no, la herencia genética.

Ahora que entendemos por qué se producen las canas, ya podemos desmentir uno de los bulos más extendidos en el mundo del pelo blanco: si te arrancas una cana, te salen siete. Pues no, si te la arrancas, te saldrá otra, pero nunca siete porque no hay relación causa-efecto. Como acabas de leer, las canas se producirán por el paso de los años, que terminan por «estropear» o «matar» directamente el melanocito responsable de pigmentar cada pelo, o el encanecimiento prematuro también sucederá por la toma de medicamentos o por determinadas afecciones, lo que seguro que no hay es ni un efecto contagio ni multiplicador.

¿Y qué hay del otro mito asociado a las canas, el de que, si las tienes, no te quedarás calvo? ¿Es un bulo o es cierto? Partimos de la base de que es un bulo: la cana no es ninguna «vacuna» frente a la calvicie. Probablemente se trate de un mito derivado de un sesgo cognitivo y si tuviera que elegir uno, diría que se debe a un sesgo de disponibilidad. Te explico.

Los humanos trabajamos con atajos mentales para hacernos la vida más fácil, procesos cognitivos que nos sirven para juzgar la realidad de una manera mucho más rápida. Piensa que se estima que tenemos sesenta mil pensamientos diarios, así que hay que despacharlos rápido aun a riesgo de equivocarnos.

Este es el mecanismo por el que si te estás bañando en el río Nilo y ves que algo se acerca a ti con movimientos sinuosos, tu cerebro no va a pararse a pensar qué puede ser, a esperar si sobresale el hocico o los ojos. Tu primera (y mejor) opción será salir del agua como alma que lleva el diablo sin racionalizar si se trata de un cocodrilo o un pez globo.

Bueno, pues este bulo que nos dice que si tienes canas no te quedarás calvo surge de uno de estos sesgos cognitivos que nos lleva a evaluar las posibilidades de algo al preguntarnos con qué facilidad nos vienen a la mente ejemplos sobre ello. Es decir, ¿cuántos calvos canosos conoces? Ninguno, ¿verdad? Pues eso, las canas protegen frente a la calvicie.

Pero nada de eso, la explicación racional es que conforme envejecemos, o nos quedamos calvos o nos salen canas; las dos cosas a la vez, complicado. Aunque como todo bulo suele tener una mínima parte de realidad, te diré que sí que es cierto que el pelo canoso es algo así como de «mejor calidad», ya que cuenta con un diámetro promedio de la médula y del cabello mayor que el del pelo pigmentado y que, además, los folículos pilosos no pigmentados crecen a más velocidad que los pigmentados. Esto se comprueba muy fácil en los pelos de la barba, donde las canas crecen más rápido que el pelo pigmentado. Algo es algo, ¿no?

#elfríonoresfría

DEL MEME AL MITO: LOS MITOS VIRALES DEL MOMENTO

#elfríonoresfría

Como sabemos, a los humanos nos encanta fantasear y significarnos a través de cualquier teoría que asome en redes sociales o en un contexto de tardeo con cerveza en mano. Y también sabemos lo que decía Einstein sobre la inteligencia: «Solo hay dos cosas infinitas, el universo y la estupidez humana, y no estoy muy seguro de la primera». Bueno, pues esto de los bulos y mitos es una caja de Pandora maravillosa que no para de tener contenido. Por eso he querido crear otra selección para aunar algunos de los más relevantes que me he encontrado en la farmacia o en internet estos últimos años. Y, por supuesto, aportar información para desmentirlos.

MITOS SOBRE EL GRAN INVENTO DEL SIGLO XX: LAS VACUNAS

Resulta cuando menos curioso que, mientras que en los países del tercer mundo la gente muere por un montón de enfermedades que se pueden prevenir fácilmente con vacunas y, sobre todo, dinero, en el muchas veces mal llamado primer mundo, donde no faltan vacunas ni tampoco dinero, nos dedicamos a mirar con recelo los recursos de los que disponemos y ponemos en peligro a aquellos que debemos proteger... Desde luego, cada vez estoy más de acuerdo con Albert Einstein y su opinión sobre la estupidez humana.

Y es que seguramente las vacunas sean los medicamentos que más han contribuido a evitar muertes en la historia y que, sin embargo, también se trata de uno de los más atacados y sobre los que encontramos más bulos y mitos.

¿CÓMO SE DESCUBRIERON LAS VACUNAS?

El 9 de diciembre de 1979, una comisión mundial certificó que la viruela se había erradicado. Esta increíble y maravillosa noticia se oficializó en la 33.ª Asamblea Mundial de la Salud, donde se declaró que «El mundo y todos sus habitantes se han liberado de la viruela».

Fue un viaje que nos llevó más de ciento ochenta años y que se inició en el condado de Gloucester en el año 1796... Hasta ese momento, miles de millones de personas habían muerto a causa de este virus, que tenía una tasa de letalidad del 30 % y que se manifestaba con fiebre muy alta, fuertes dolores y, lo más característico, la aparición de lesiones vesiculosas que pasaban a ser pustulosas y que se distribuían por toda la superficie corporal. En el peor de los casos te mataba; en el mejor, te dejaba desfigurado o ciego si afectaba a la córnea.

Además de la viruela, que tenía especial incidencia en humanos, existía la vaccinia o viruela de las vacas, que se manifestaba como una erupción en las ubres del animal.

Pues bien, corría el año 1796 cuando el médico Eduard Jenner estaba a punto de realizar un experimento que se considera el inicio de la vacunología. En el ambiente rural se sabía que las personas encargadas de ordeñar a las vacas podían contraer esa vaccinia. Les salían pequeñas lesiones que solían desaparecer al cabo de algunas semanas y también se sabía que cuando había una epidemia de viruela «humana», estos ordeñadores no se contagiaban o lo hacían de una manera bastante menos agresiva.

Lo que hizo Jenner fue comprobar y validar esa hipótesis popular, pero ¿cómo? Pues un poco a lo bestia, la verdad, y es que inoculó viruela de vaca a un niño de 8 años (sí, has leído bien) y al par de meses, y para comprobar la inmunización, le volvió a inocular materia pustulosa, pero esta vez de viruela humana. Por suerte para el niño, la teoría quedó corroborada.

De este macabro experimento nacieron las vacunas y, a la vez, los antivacunas, porque no creas que se trata de un fenómeno actual. Ya en los primeros años de la vacuna de Jenner surgieron los primeros antivacunas, entre ellos algunos médicos de la época, que propagaban bulos en la prensa. ¿El argumento?, pues casi igual de válido que los actuales, que se corría el riesgo de poco a poco convertirse en vaca.

> La Operación Balmis se encargó al Ministerio de Defensa para luchar contra la propagación del coronavirus durante el estado de alarma.
>
> La curiosidad viene del nombre, y es que Francisco Javier Balmis fue un médico militar que, entre 1803 y 1806, realizó una expedición para llevar la vacunación de la viruela a los territorios de ultramar del Imperio español. Para ello se embarcó con varios niños pertenecientes a un orfanato a los que, al más puro estilo Jenner, inoculó la viruela de las vacas para inmunizarlos y fueron por todo Centroamérica, Sudamérica y Filipinas para vacunar a las poblaciones de esas zonas.

¿QUÉ ES UNA VACUNA?

Para darte una definición sencilla, según la Asociación Española de Vacunología, las vacunas son productos biológicos compuestos por microorganismos muertos (inactivados), atenuados o partes de ellos, que se administran para prevenir enfermedades infecciosas en las personas susceptibles de padecerlas.

El mecanismo de acción es más o menos sencillo sobre el papel: la idea es estimular o generar una respuesta inmune específica para un virus o bacteria en concreto. En otras palabras, las vacunas son solo el instrumento que hace que nuestro organismo sea mucho más eficaz en la defensa frente a una enfermedad determinada causada por una bacteria o virus. Sería algo así como un profesor de tenis; la raqueta es tuya y los golpes los das tú, pero necesitas a alguien que te enseñe y te ayude a perfeccionar la técnica para conseguir los mejores golpes y ganar los partidos.

Pues esto igual, tu sistema inmunológico hará todo el trabajo y, por un lado, generará los anticuerpos que van a neutralizar al patógeno para evitar que la infección se propague por más células y también estimulará las citotóxicas y, por otro, es capaz de reconocer las células infectadas y acabar con ellas.

Existen diferentes tipos de vacunas en función de cómo conseguimos generar esa respuesta inmune específica. Así, vamos a quedarnos con la clasificación que nos da el Comité Asesor de Vacunas de la Asociación Española de Pediatría:

- **Vacunas con el microorganismo en cuestión entero**: dentro de ella va el virus o la bacteria, y lo puede hacer de dos maneras diferentes, atenuado o inactivado/muerto.

    Es decir, por una parte, podemos tener vacunas de virus o bacterias atenuados donde ese microorganismo ha perdido virulencia pero no su capacidad inmunógena. Un ejemplo es la vacuna de la viruela. También tenemos otras donde el virus o la bacteria está muerto directamente pero sigue conservando esa capacidad inmunógena, aunque en menor medida. En este caso podríamos hablar, por ejemplo, de la vacuna frente a la hepatitis A.

- **Vacunas con el agente infeccioso incompleto:** solo llevará un trocito de virus o bacteria. Bueno, más bien proteínas o fragmentos de estos que sean capaces de generar una respuesta inmune, como ocurre en la mayoría de las vacunas de la gripe o frente al neumococo o meningococo.

    Tienen la ventaja de ser menos reactógenas y, por tanto, se toleran mejor y son más sencillas de manipular y fabricar.

- **Vacuna con toxoide:** esto quiere decir que llevan consigo las toxinas que produce el microorganismo, obviamente «depuradas» para evitar su poder patógeno. Suelen tener una capacidad inmunógena muy duradera en el tiempo y un ejemplo característico es la vacuna frente al tétanos.

- **Vacunas de ADN (plásmidos), de ARN, de nanopartículas, de células dendríticas o de vectores recombinantes:** esto ya es otro nivel. Son medicamentos en los que la investigación y los últimos avances en inmunología, genética médica y biología molecular han sido primordiales para su invención.

    Un ejemplo de estos medicamentos de última generación es la vacuna frente al COVID, ese cisne negro que nos puso a todos en jaque allá por el 2020. Pero no te preocupes, que no es momento de ahondar en ello... De esta hablaremos más adelante.

OJO, QUE ALGUNAS VACUNAS PUEDEN PROVOCAR AUTISMO

Seguro que conoces el dicho «una mentira repetida mil veces se convierte en verdad». Pues algo así debió de pasar con esto del autismo y la vacunación. Tanta gente ha repetido este mantra, incluso personas influyentes como Eric Clapton, Novak Djokovic, Jim Carrey o Miguel

Bosé, que buena parte de la población lo ha interiorizado y tomado como cierto.

¿De dónde viene la historia? Pues el artífice de este bulo sobre las vacunas y el autismo es Andrew Wakefield, un «médico» que realiza una investigación y posteriormente publica un artículo en la prestigiosa revista británica *The Lancet* en el año 1998. En dicho estudio concluía que existe una correlación entre el autismo y la administración de la vacuna triple vírica frente al sarampión, la rubéola, la parotiditis y problemas gastrointestinales. De hecho, los defensores de esta teoría crearon, y todavía mantienen, una nueva enfermedad: la enterocolitis autista.

Claro está, y como se demostró después, este estudio que contaba solo con una muestra de doce pacientes carece totalmente de pruebas médicas que demuestren la relación entre las vacunas y el autismo. Y no solo eso, para colmo, varios de los niños ni siquiera sufrían autismo.

Resultó que, como suele suceder, la principal motivación de Andrew Wakefield era económica, ya que contaba con el apoyo y las subvenciones del movimiento antivacunas JABS. El objetivo de Wakefield era reforzar este movimiento y la fabricación y comercialización de una vacuna frente al sarampión más segura, que fabricaría y vendería una empresa casualmente creada por este doctor y que, por supuesto, decía carecer de cualquier efecto secundario.

Finalmente, y tras una investigación periodística del diario *The Sunday Times*, se puso de manifiesto la falta de rigurosidad del estudio, la motivación económica y los evidentes conflictos de intereses que existían. Como consecuencia, los colaboradores le retiran su apoyo, la revista *The Lancet* «despublica» el artículo y en su lugar redactan una rectificación. Además, a Andrew Wakefield se le prohíbe ejercer de médico en Gran Bretaña.

Poca broma, pensarás… Pero el daño ya estaba hecho, y lo peor de todo este despropósito es que el mensaje cala y la vacunación frente al sarampión en los países desarrollados decrece al tiempo que la desconfianza en las vacunas va en aumento.

Lo cierto es que resulta curioso, no conozco ningún avance médico tan cuestionado y controvertido como las vacunas y que, sin embargo, sea uno de los hitos en el ámbito de la salud más beneficiosos para la humanidad.

LA VACUNA DEL COVID, *CUM LAUDE* EN MITOS

Ya te adelantaba que esta vacuna merece un apartado concreto no solo porque es algo reciente para todos, sino porque hoy en día se continúa especulando sobre sus posibles efectos.

La pandemia causada por el SARS-CoV-2 fue lo que se conoce como un «cisne negro».

Verás, hasta el año 1697 se tenía la certeza de que todos los cisnes que existían eran blancos, por eso imagina la cara de los ingleses cuando algunos colonos llegaban de Australia a Inglaterra con decenas de cisnes… pero de color negro.

Esta anécdota ilustra lo que se conoce como la teoría del cisne negro, desarrollada por Nassim Nicholas Taleb, un matemático, escritor, operador de bolsa y profesor. Esta pone de manifiesto la fragilidad de nuestro conocimiento y cómo una simple observación es capaz de invalidar una afirmación generalizada. Y es que son muchos los acontecimientos históricos que se caracterizan por ser «cisnes negros» y cumplir tres requisitos:

- Están fuera de las expectativas normales y, por ende, son considerados una rareza.
- Producen un gran impacto.
- Pese a su rareza y debido a la condición humana, inventamos explicaciones de su existencia después del hecho, lo que lo convierte en predecible y explicable (pero, claro, erróneamente, ya que se justifica *a posteriori* y no se argumenta antes del hecho en sí).

Si la propia enfermedad fue un campo de cultivo ideal para el desarrollo de teorías conspiranoicas ridículas y para que toda clase de bulos camparan a sus anchas, no te quiero ni contar todo lo relacionado con el desarrollo de las vacunas y las campañas de vacunación.

Lo que sí debemos de tener muy claro es que la fabricación de las diferentes vacunas frente al COVID fue, desde luego, un hito científico en el que toda la comunidad científica investigó al unísono para conseguir un mismo propósito, algo que seguro nunca ha ocurrido. Además, se hizo bajo la premisa del *one health* o salud global, y trabajaron desde un mismo enfoque para optimizar la salud de las personas, los animales y el medio ambiente.

Nunca antes se había conseguido algo así en un periodo de tiempo tan corto y eso, unido a la situación de confusión, perplejidad y miedo de esos momentos, hizo que la vacuna se convirtiera en el centro de atención de todos los conspiranoicos, que hicieron un trabajo incansable, dicho sea de paso.

¿Cómo se pudo conseguir una vacuna en tan poco tiempo? La respuesta es sencilla y la encontramos en sir Isaac Newton y su famosísima frase: «Si he logrado ver más lejos, ha sido porque he subido a hombros de gigantes».

Y es que la tecnología con la que se crearon las vacunas frente al coronavirus no era nueva, ya que las que utilizaban vectores víricos o proteínas ya se habían usado en vacunas anteriores, como la del Ébola, del virus del Zika o de la hepatitis A.

En nuestras células, la información genética está contenida en el ADN, información que se transfiere al ARN mensajero y que, como su propio nombre indica, actúa de mensajero llevando la información desde el ADN, que se encuentra en el núcleo, hasta los ribosomas que hay en el citoplasma para que se fabriquen las proteínas necesarias para realizar una función biológica. Ese proceso de transferencia de información y fabricación de proteínas ocurre de manera natural en nuestro organismo, por lo que el reto y la idea era replicarlo para conseguir unos resultados determinados que pudieran ayudar en ciertas enfermedades.

En el caso de la vacuna frente al COVID, la tecnología consistía en introducir ARN mensajero a través de nanopartículas lipídicas con la información necesaria para que nuestras células fabricaran una proteína exactamente igual a la que utilizaba el virus para infectarlas, la llamada proteína S.

El objetivo es que el sistema inmunológico reconociera esas proteínas que estamos fabricando «artificialmente» y empezara a generar anticuerpos y linfocitos específicos frente a esa proteína S característica del virus SARS-CoV-2. Así, nuestro sistema inmunológico estaría entrenado y preparado para luchar contra el virus en cuestión.

Todo esto que te he contado en unas pocas líneas se lleva gestando desde los años ochenta y culminó con las investigaciones de los flamantes ganadores del Premio Nobel de Medicina Katalin Karikó y Drew Weissman. Así que, en realidad, la vacuna ARN mensajero, que fue la que más teorías conspiranoicas generó, la habían estado desarrollando todos esos «gigantes» a los que se refería Newton.

LAS VACUNAS DE ARNm ALTERAN EL ADN

Quizá este era el bulo más repetido en redes, que las vacunas tenían la capacidad de alterar nuestro ADN, fundirse con nuestro material genético y, así, generar todo tipo de daños que acabarían con gran parte de la civilización un año después de la vacunación... En fin, hemos podido comprobar, una vez más, que nada de nada.

Las vacunas de ARNm no interfieren en absoluto con el ADN de nuestras células... Así que quizá a estas personas les hubiera venido bien conocer las diferencias entre ADN y ARN:

- El ADN es donde se almacena toda la información genética del organismo, algo así como el manual de instrucciones que después tocará interpretar y ejecutar. Y, además, se encuentra en un sitio muy concreto: en el núcleo de todas nuestras células.

- El ARNm es un traductor/transportador que va a coger esas instrucciones que contiene el ADN y las llevará a otras partes de la célula para producir las proteínas que el cuerpo necesita. Hay diferentes tipos de ARN, pero el más conocido es el ARN mensajero (ARNm), que lleva la información del ADN a los ribosomas, donde se fabrican las proteínas.

De tal manera que no hay integración posible de este ARNm en el ADN cuando, además, se trata de un componente que se descompone muy rápido y no puede reproducirse.

LAS VACUNAS CONTIENEN MICROCHIPS PARA CONTROLAR A LAS PERSONAS

Uno de mis favoritos, por ridículo. Y aunque puedes pensar que ese tipo de bulos no contaban con mucho eco, siempre hay alguien que nos sorprende y en este caso fue el presidente de la Universidad Católica de Murcia (UCAM), José Luis Mendoza, quien, en un acto público, comentaba que Bill Gates y George Soros nos intentaban controlar mediante un chip que nos introducían por medio de la vacuna del COVID.

Muchos de los bulos que surgieron durante la pandemia tenían un mismo protagonista, el ya mencionado Bill Gates, que en una charla TEDx de 2015 en Vancouver pronosticó que «Si algo mata a más de diez millones de personas en las próximas décadas, es probable que sea un virus altamente infeccioso en lugar de una guerra».

Aquello le convirtió automáticamente en el foco de los conspiranoicos porque para ellos, obviamente, Bill Gates tenía que saber algo. Esto, unido a declaraciones fuera de contexto del propio Gates, aunaron todo lo necesario para armar este bulo.

Además, había una explicación más obvia, razonable y pragmática que desmontaba este mito, y es que los microchips más pequeños disponibles hoy en día aún son demasiado grandes para pasar por una aguja de las que se utilizan en la administración de vacunas.

LAS VACUNAS FRENTE AL COVID TIENEN PROPIEDADES MAGNÉTICAS

Mi segundo bulo favorito era este, y cuya demostración consistía en ir pegándose cucharas, móviles o llaves inglesas en el lugar donde se había recibido la inyección: fantasía pura. Es muy fácil de desmontar, solo basta con mirar la composición de las vacunas en la ficha técnica; puedes encontrarla en la web de la Agencia Española del Medicamento y Productos Sanitarios. Y si la consultas, verás que no hay grafeno por ningún lado, es más, este ni siquiera es magnético en condiciones ambientales.

Así que este bulo se cae solo con mirar la ficha técnica. Pero ¿a la gente se le quedaba pegada la cuchara? Claro que sí, probablemente por el sudor o la grasa que segregamos y está presente en la superficie de nuestra piel. Nada muy misterioso.

LA GRIPE Y SU VACUNA

La gripe es una enfermedad vírica que afecta sobre todo al tracto respiratorio superior y que, aunque su temporada empieza en octubre y termina en marzo, es a finales de diciembre, enero y febrero cuando se producen los picos de contagio hasta alcanzar incluso la categoría de epidemia.

El responsable de la enfermedad es un virus de la familia de los ortomixovirus, más concretamente de la influenza. Encontramos tres tipos:

- Influenza A, el tipo que clínicamente resulta más relevante, por ser el más patógeno.
- Influenza B.
- Influenza C.

Este virus cuenta con dos características especiales, la primera es que tiene una alta capacidad mutagénica, es decir, mucha capacidad para cambiar sus proteínas de superficie, que detectan nuestras defensas características. Por tanto, esa alta capacidad de mutación hace que le sea más sencillo escapar del ataque de las defensas e incluso que la propia vacuna de la gripe no sea tan efectiva.

La segunda característica es que se trata de una enfermedad muy contagiosa, en especial durante los tres primeros días.

El contagio se produce fundamentalmente por vía aérea, cuando el enfermo al hablar, toser o estornudar nos lanza esos «felipillos» que contienen virus. También puede darse por contacto directo, por ejemplo, a través de las manos cuando tocamos al paciente enfermo y después nos rozamos sin querer la boca o la nariz. La enfermedad se manifiesta una vez pasadas entre 48 y 72 horas después de que nos hayamos infectado, y se propaga de manera rápida por el tracto respiratorio de la persona.

En cuanto a la sintomatología, tenemos:

- Fiebre elevada de comienzo rápido y, asociado a ella, dolor de cabeza.
- Fuertes dolores musculares y malestar general.
- Tos seca que puede llegar a ser intensa.
- Congestión de nariz, lagrimeo.
- Estado de debilidad.

Al tratarse de una enfermedad vírica, cuenta con una ventaja, y es que se encuentra autolimitada en el tiempo, es decir, la duración suele ser de 5 a 7 días.

¿Qué hacer si hemos pillado una gripe?

Si has tenido mala suerte y al final te ha tocado, no te preocupes, porque solo debes hacer tres cosas, además muy facilitas. Lo primero, paciencia, recuerda que no te durará más de una semana. Además, al principio es más virulenta, y conforme avanza y van pasando los días, te irás encontrando mejor.

Lo segundo que debes hacer, si quieres encontrarte mejor, es acudir a tu farmacia de confianza o si no puedes ni moverte, pide a alguna alma caritativa que se acerque a una y explique los síntomas que tienes; seguro que tu farmacéutico podrá ayudarte. Recuerda que somos los profesionales sanitarios más cercanos y accesibles, y en una farmacia encontrarás el mejor consejo y los medicamentos necesarios para el tratamiento de una gripe o un catarro común sin complicaciones, que en este caso son los anticatarrales y/o antigripales.

Por último, ahora que ya te has armado de paciencia y tienes en casa los medicamentos para aliviar los síntomas tras consultar con tu farmacéutico, ya solo te queda pedir cita a tu médico de cabecera para que te haga el seguimiento de la enfermedad o si necesitas una baja laboral.

> **¿CUÁNDO ES NECESARIO ACUDIR A URGENCIAS EN CASO DE SUFRIR UNA GRIPE?**
>
> A pesar de que se trata de una enfermedad benigna, siempre pueden darse complicaciones, es decir, lo que comenzó como una gripe puede acabar en bronquitis, neumonía u otras patologías más o menos graves. No olvidemos que la gripe y sus complicaciones son responsables de muchas muertes al año en España; por consiguiente, es importante saber cuándo debemos quedarnos en casa y no contribuir a colapsar los centros de Atención Primaria o las urgencias, y cuándo sí está totalmente justificado acudir a un centro de salud.
>
> Los pacientes que cuentan con más posibilidades de complicaciones son los pertenecientes a los grupos de riesgo que, además, son los que deberían estar vacunados:
>
> - Pacientes con patologías respiratorias: asma, EPOC...
> - Pacientes con patologías cardiacas
> - Paciente inmunocomprometido debido a enfermedades como el VIH, trasplantados u oncológicos

- Diabéticos
- Personas con obesidad mórbida
- Embarazadas y niños pequeños
- Personas de 60 o más años de edad

Por tanto, estos pacientes o sus cuidadores deben tener especial precaución y permanecer vigilantes a la aparición de algunos de los signos de alerta, como son la dificultad respiratoria, falta de aire o dolor torácico. Estos también son válidos para cualquier persona y, si los sufres, está más que justificado acudir a urgencias.

¿EN QUÉ CONSISTE LA VACUNA DE LA GRIPE?

Seguro que sabes que, terminando el mes de octubre, comienzan las campañas de vacunación frente a la gripe en las diferentes comunidades autónomas. Dado que es una enfermedad vírica muy contagiosa, este es el mejor método de prevenirla, algo además especialmente importante si perteneces a algún grupo de riesgo. El principal objetivo de estas campañas es claro: reducir la mortalidad, morbilidad y el impacto de dicha enfermedad.

Actualmente la tendencia es utilizar vacunas tetravalentes, aunque lo normal en años anteriores era usar trivalentes. Estos términos hacen referencia a que en la composición de la vacuna encontramos tres o cuatro tipos diferentes de virus de la gripe. Y es que esta es un tanto especial, porque su composición puede variar de un año a otro, ya que se elige el tipo de virus en función de las previsiones que, durante el mes de febrero, publica cada año la Organización Mundial de la Salud sobre los tipos y linajes de virus mayoritarios en esa temporada.

Así, por ejemplo, en 2024/2025 la composición es:

- Las producidas a partir de huevos embrionados (inactivadas o atenuadas):
    - Cepa análoga a A/Victoria/4897/2022 (H1N1)pdm09.
    - Cepa análoga a A/Thailand/8/2022 (H3N2).
    - Cepa análoga a B/Austria/1359417/2021 (linaje B/Victoria).
- Las producidas a partir de cultivos celulares:
    - Cepa análoga a A/Wisconsin/67/2022 (H1N1)pdm09.
    - Cepa análoga a A/Massachussetts/18/2022 (H3N2).
    - Cepa análoga a B/Austria/1359417/2021 (linaje B/Victoria).

Para vacunas tetravalentes producidas a partir de huevos embrionados o cultivos celulares se recomienda la inclusión de la cepa análoga a B/Phuket/3073/2013 (linaje B/Yamagata).

¿Por qué las cepas tienen estos nombres tan curiosos?

- La letra mayúscula se refiere al tipo de virus de la gripe: A, B o C.
- El país o región que aparece corresponde al lugar en que se aisló el virus por primera vez... En esta campaña vienen de lugares tan exóticos como Victoria, Tailandia o Wisconsin.
- El número de la zona intermedia corresponde al número de cepa.
- Y el año, corresponde a cuando esa cepa de virus se aisló por primera vez... Los de esta campaña 2021 y 2022.

¿QUIÉN DEBE VACUNARSE DE LA GRIPE?

Puede vacunarse cualquier persona, aunque es especialmente importante que la reciban aquellos pacientes que pertenezcan a uno de los siguientes grupos de riesgo:

- Mayores de 65 años.
- Adultos y niños con patologías crónicas (diabetes, insuficiencia renal, etc.), así como las personas que conviven con ellos.
- Menores entre los 6 meses y los 2 años con antecedentes de prematuridad menor de 32 semanas de gestación.

- Niños y adolescentes, de 6 meses a 18 años que reciben tratamiento prolongado con ácido acetilsalicílico, por la posibilidad de desarrollar un síndrome de Reye tras la gripe.
- Mujeres embarazadas en cualquier trimestre de gestación, sobre todo a partir del segundo.
- Grupos con capacidad de transmitir la gripe a personas de riesgo, esto es, personal sanitario como médicos, enfermeros o el personal de las farmacias, trabajadores sociales, empleados de residencias de ancianos, cuidadores...
- Personal de servicios públicos esenciales, como la policía, ejército, bomberos o del sector avícola.

Y, aunque solemos pensar que la gripe es una enfermedad menor, los datos demuestran lo contrario. Según la OMS, cada año hay unos mil millones de casos de gripe estacional; de estos, entre tres y cinco millones son graves. La enfermedad causa entre 290.000 y 650.000 muertes respiratorias al año; mil de esas muertes ocurren en España por la enfermedad o complicaciones por haberla padecido. Así que, la próxima vez que la tengas tú o alguien cercano, no escatimes en precauciones. Y si, además, la previenes con la vacuna, mejor que mejor.

Por último, y como no puede ser de otra manera, la vacunación de la gripe también está repleta de bulos y mitos.

YO PASO DE VACUNARME PORQUE LA VACUNA NO ES TAN EFICAZ

Esta es una idea muy extendida; se duda de la eficacia del medicamento, quizá por la necesidad de cambiar su composición y tener que vacunarse año tras año frente a otras vacunas de las que solo recibimos dos o tres dosis en nuestra vida para una cobertura total.

Pero ¡claro que la vacuna de la gripe es eficaz! Y esto va a depender de dos cosas:

- De la edad y del estado de salud de la persona que la recibe.
- De que la cepa de virus circulante sea similar a la de la composición de ese año. Recuerda lo que comentábamos sobre que el problema de la gripe es la gran capacidad mutagénica que posee.

Está demostrado que, aunque la composición de la vacuna no coincida exactamente con los virus que finalmente circulen, existe una «protección cruzada» que hace que siga siendo efectiva en la prevención de la enfermedad, especialmente si es grave.

Las pruebas de eficacia de la vacunación antigripal se realizan cada año mediante ensayos clínicos, otro motivo por el que la vacuna cambia continuamente. Los datos de eficacia de vacunación de la última temporada en diez países europeos, entre ellos España, para todas las edades fue del 51 % y específicamente en niños, del 85 %, dato superrelevante para esa protección cruzada, ya que se ha demostrado en varios estudios que vacunar a niños sanos interrumpe la cadena de transmisión y protege indirectamente a otros miembros de la comunidad, incluidos aquellos más vulnerables como los ancianos, personas inmunodeprimidas y menores de seis meses.

EL AÑO PASADO ME VACUNÉ Y AL DÍA SIGUIENTE ME PUSE MALO

Todos tenemos un vecino, un amigo o un conocido que fue a vacunarse y pilló la enfermedad al día siguiente debido, precisamente, a la vacuna.

Pues lo siento, nada de eso. Es imposible contraer y desarrollar la enfermedad por este medio. Lo que ocurre en la mayoría de los casos es que, como con muchos medicamentos, se puede producir algún tipo de reacción a las horas de administrarlo. De hecho, puede confundirse con la enfermedad porque produce fiebre, malestar y mialgia. Estas reacciones se inician en las primeras 6-12 horas y suelen persistir 1-2 días, y es por eso que muchos pacientes creen erróneamente que se le ha inducido la enfermedad.

Para terminar de comprender esta vacuna tan interesante, también hay que tener en cuenta alguna que otra situación más:

- En la temporada invernal no solo circula el virus de la gripe, sino que existen otros tipos que van a generar catarros o resfriados con una sintomatología muy similar a la de esta enfermedad, por lo que la vacuna de la gripe no va a producir ningún efecto sobre ellos.
- Para desarrollar la protección inmunitaria derivada de la administración de la vacuna de la gripe se necesitan 2 semanas, así que es posible contraer y desarrollar la enfermedad si te has contagiado inmediatamente antes o justo después de recibir la dosis. Por eso lo ideal es vacunarse al comienzo de las campañas, cuando la incidencia es menor.
- Puedes tener mala suerte e infectarte por un virus de la gripe diferente a los incluidos en la vacuna. Y también existe la posibilidad de no estar adecuadamente protegido por razones de edad (la eficacia disminuye conforme vamos cumpliendo años) o por tener un sistema inmunológico comprometido.

LA PIEL Y LOS MITOS DERMO-COSMÉTICOS: PARA GUSTOS, LOS COLORES

El cuidado de la piel es un terreno ideal para los bulos y las *fake news*. Las redes sociales están llenas de personas que se embadurnan con todo tipo de mejunjes a base de harinas, frutas y aceites, se dan con piedras mágicas, hacen yoga facial o, lo que es peor, se aplican cualquier fluido corporal sobre la piel atribuyéndole maravillosas propiedades antiedad. Y cuando te digo cualquier fluido, es cualquiera, desde saliva a orina, semen y, claro está, heces. Todos ellos, como te puedes imaginar, son *gold standard* cuando hablamos de cuidado de la piel (ironía modo ON).

¿A qué se debe esto? Pues supongo que, como en todo, no hay una única causa, más bien una tormenta perfecta donde destacan algunos de los sospechosos habituales. Seguro que el creciente atractivo por lo «natural» y el miedo a lo «químico» tienen mucho que ver en el uso de cualquier planta o fruta a modo de remedio contra cualquier patología dermatológica. Posdata: parece que los amantes de lo natural no caen en que, en este mundo, todo es química.

Por otro lado, el auge de las redes sociales, que funcionan como cámara de eco para que cualquiera sin ningún tipo formación se muestre como experto o nos cuente su experiencia personal con el limón y el bicarbonato, y es que no hay nada que nos guste más que un DIY.

Además, las promesas milagrosas por parte de la industria del cuidado de la piel tampoco ayudan. Prometen eliminar arrugas y manchas en días o erradicar el acné para siempre, lo que genera la expectativa de que los resultados deben ser inmediatos y espectaculares, y cuando esos resultados no aparecen con la magnitud en la que se esperaban, el consumidor busca respuestas en otros sitios. Por no hablar de la estigmatización social, muchas veces autoimpuesta, de los pacientes con enfermedades dermatológicas, que terminan por buscar las soluciones milagrosas, rápidas y definitivas que nos ofrecen estos bulos.

Para terminar, la cosa se complica cuando aparecen estudios científicos que se malinterpretan o que los medios comunican de forma sensacionalista. Entonces ya la hemos liado.

TÓXICOS EN LOS COSMÉTICOS

Conviene tener en cuenta que la reglamentación europea sobre los productos cosméticos es la más exigente del mundo. Todos los que se venden en Europa están regidos por el Reglamento (CE) n.º 1223/2009, una normativa que garantiza la seguridad de los ingredientes, la composición, el proceso de fabricación y requisitos de envases.

Las sustancias permitidas, así como sus restricciones y los ingredientes prohibidos, se recogen en diferentes anexos de dicho reglamento y, además, para consultar todo esto de manera sencilla, contamos con el Cosmile Europe, una base de datos europea de ingredientes cosméticos que permite encontrar fácilmente información fiable, verificada y respaldada científicamente sobre casi treinta mil ingredientes.

Además, cualquier sustancia química utilizada en Europa se encuentra también regulada, en este caso, por el Reglamento (CE) Nº 1907/2006.

A eso se suma, como ya te he contado en algún apartado, que existe el SCCS, el Comité Científico para la Seguridad de los Consumidores de la Unión Europea. Está formado por expertos científicos independientes cuya función es evaluar la seguridad de los ingredientes cosméticos, que se analizan bajo demanda/mandato específico de opinión científica de la Comisión, y publicar informes sobre cada una de sus evaluaciones.

Después de leer todo esto, seguro que llegas a la misma conclusión que yo: es bastante poco probable que los cosméticos que tenemos en Europa contengan o sean tóxicos, por mucho que la app de turno se empeñe en ello o que cualquier marca de «cosmética natural» fomente la quimiofobia, así que no te dejes liar.

LA PIEL RESPIRA Y NOS AYUDA A EXPULSAR TÓXICOS

Seguro que este mito tan extendido viene del mundo del cine, y fijo que 007 tiene mucho que ver en que esta creencia haya perdurado en nuestro imaginario. En la película *James Bond contra Goldfinger*, el agente secreto seduce, cómo no, a una de las acólitas del malvado antagonista y gracias a ella consigue que este pierda una partida de cartas, algo que le sienta nada más que regular. Goldfinger, que es malo malo, lo soluciona ordenando que la maten. ¿Cómo? Le pinta todo el cuerpo de dorado, y la pobre Jill Masterson, que así se llamaba en la película, acaba asfixiada.

La imagen de la chica muerta pintada totalmente de dorado formó parte de los carteles de la película, todo muy dramático e icónico, pero también falso, ya que sería imposible morir de ese modo. Y es que la piel ni respira ni nos ayuda a respirar de ninguna de las maneras.

La respiración, es decir, el proceso de incorporar oxígeno y eliminar dióxido de carbono, lo realiza únicamente el sistema respiratorio, que cuenta con las estructuras y células especializadas para tal fin.

En cambio, la piel no es capaz de realizar ningún tipo de intercambio gaseoso. Es más, la epidermis que se encuentra en contacto con el exterior y que en teoría sería la responsable de captar el oxígeno y eliminar el CO_2, ni siquiera se encuentra vascularizada, es decir, no tiene circulación sanguínea, por lo que no puede llevar a cabo ese intercambio de gases.

Lo único que hace nuestra piel es transpirar a través de las glándulas sudoríparas. Pero ese proceso nada tiene que ver con la respiración. La transpiración es un mecanismo de termorregulación con el que contamos en el organismo y que va a ayudar a bajar la temperatura corporal por evaporación del sudor. De nuevo, de respirar, nada de nada.

Y si la piel no respira, a las uñas les pasa lo mismo. Y es que seguro que alguna vez has escuchado eso de que no te puedes «hacer» las uñas tanto, que hay que dejarlas respirar entre manicura y manicura. Pues tampoco es cierto.

Las uñas no se «asfixian» por el uso de esmaltes permanentes o semipermanentes ni hay que dejarlas oxigenar varios días, básicamente porque no cumplen esa función. El problema viene derivado de productos inadecuados o de malas técnicas al aplicar o eliminar este tipo de lacas. Eso es lo que va a dañar la uña y, si esto sucede, lo más lógico será dejar de aplicar cualquier producto o técnica hasta que la uña consiga repararse de manera adecuada.

COLOCACIÓN DE ALIMENTOS SOBRE LA PIEL

Como cazador de bulos en las redes que soy, he visto a personas ponerse literalmente de todo sobre la piel, aunque especialmente diversos tipos de alimentos: pieles de plátano, patatas, limón, refrescos de cola, vinagre, hojas de repollo... Cosas que, en el mejor de los casos, no tendrán ningún efecto de interés, pero que en el peor pueden ocasionarnos algún que otro problema.

Ya lo he explicado, la piel es una barrera y por eso que cualquier sustancia penetre en ella es cuando menos complicado debido a su estructura tan especial. Así que lo mejor será que le demos un repaso a la piel y a sus principales componentes.

La piel consta de tres capas muy bien diferenciadas:

- La epidermis, que es la más superficial, la que hace de verdadera barrera o frontera, y cuenta con la característica de que no se encuentra vascularizada. Se trata de una zona que está en constante renovación, es decir, sus principales células, los queratinocitos, nacen, se transforman y mueren de manera continua en ciclos aproximados de 4 semanas.

  A su vez, esta epidermis se divide en otras cuatro o cinco capas en función de la zona:

  - Estrato córneo (*stratum corneum*).
  - Capa granular (*stratum granulosum*).
  - Capa de células espinosas (*stratum spinosum*).
  - Capa basal (*stratum basale*).

  Esas las encontramos en toda la superficie; sin embargo, en las plantas de los pies y las palmas de las manos se halla una capa más, el estrato lúcido, que actúa como transición entre el granuloso y el córneo.

- Justo por debajo de la epidermis encontramos la capa media o dermis, que sí está vascularizada y se encarga de dar soporte y nutrientes a la epidermis. Además, en esta se localiza el colágeno, la elastina y los diferentes proteoglicanos que se encargan de dar firmeza y elasticidad.

- Y, por último, tendremos la hipodermis, que es la capa más profunda y que cumple la función de aislarnos térmicamente gracias a la grasa que acumula.

De estas tres, quizá la que tenga más interés para nosotros sea la epidermis porque, como decíamos antes, es la que hace de verdadera frontera entre nuestro organismo y el exterior. Así que, con tu permiso, te cuento algunas cosas interesantes sobre ella.

Antes te comentaba que las células fundamentales de la epidermis son los queratinocitos, que se forman en la capa basal, la más profunda; se encuentran dispuestos en hilera y tienen una forma más o menos cúbica. Como están en continua evolución, maduran y ascienden hacia capas superiores y, además, van cambiando de forma sufriendo un proceso llamado queratinización, hasta llegar a transformarse en unas células totalmente diferentes, los corneocitos, que son aplanados y están cargados de queratina.

Son los que constituyen el estrato córneo, la última capa de la epidermis, la más superficial, con una estructura muy compacta. Simplificando mucho, sería algo así como el Muro de *Juego de Tronos*, donde los corneocitos son los ladrillos que lo forman y el «cemento» que los mantiene unidos es una matriz de lípidos. Pues justo ahí, en esas capas formadas por hileras de células compactas, es donde reside principalmente la función barrera de la piel y, créeme, atravesar ese estrato córneo es posible, pero bastante complicado.

Los laboratorios farmacéuticos y cosméticos se dedican a investigar mucho para conseguirlo, como para que llegues tú, te restriegues una piel de plátano, y pienses que van a penetrar todos los nutrientes y vitaminas que tiene.

También es cierto que muchas veces el marketing nos confunde, sobre todo el que realizan algunas marcas cosméticas que se autodenominan «naturales» y que juegan a eso que se conoce como el «marketing del miedo» porque te hacen creer que lo natural siempre es mejor y más seguro para la piel. Date un refregón con una ortiga, que es muy natural, a ver qué te parece.

En esto de los alimentos sobre la piel, lo primero que debes entender es que esta no tiene nada que ver con el aparato digestivo. La piel no tiene mecanismos, ni enzimas, ni estructuras para digerir o absorber los nutrientes o vitaminas de los alimentos como sí ocurre con el aparato digestivo, que al final es capaz de absorberlos por medio de un proceso complejo que empieza con la masticación y la presencia de diversas enzimas en la saliva, continúa en el estómago con la acción de los jugos gástricos y sigue en el intestino con la absorción de los nutrientes. Como puedes comprobar, nada que ver con restregarse media patata por la cara.

Probablemente, el problema viene de que, una vez más, confundimos nuestra casa con un laboratorio, y una cosa es que un alimento contenga activos que resulten interesantes tanto para la ciencia como para la cosmética, y otra que al aplicarnos sobre la piel ese alimento obtengamos los mismos beneficios que un activo cosmético que se ha aislado, extraído, estabilizado y tratado y que, además, se encuentra estandarizado para asegurar una concentración uniforme y un perfil de seguridad consistente.

Un claro ejemplo de esto son los alfahidroxiácidos (AHA), unos activos cosméticos muy valiosos y que se encuentran en multitud de productos. Existen distintos tipos y muchos de ellos están presentes en alimentos y frutas, como el ácido glicólico en la caña de azúcar.

Hay evidencias de la acción del ácido glicólico como exfoliante, despigmentante, de mejora de arrugas y en la lucha contra el fotoenvejecimiento; pero es que, además, algunas de estas las realizará en función de su concentración. Así que es fácil de entender que estas propiedades no las tiene la caña de azúcar *per se*, sino su principio activo tanto natural como sintetizado, vehiculizado en una determinada forma farmacéutica o cosmética y con el tamaño preciso. Porque tanto los «vehículos» en los que transportamos al activo cosmético en la piel como su tamaño también son muy importantes.

En el mundo de la cosmética es muy común mejorar la penetración de los activos vehiculizándolos en encapsulados de alta tecnología. Es algo así como envolver el activo cosmético dentro de una matriz formada por diversos materiales (polímeros, liposomas) que lo aíslan y protegen del entorno, pero es que, además, permite que esos activos se liberen de manera controlada y sostenida, lo que mejora la biodisponibilidad cutánea y permite una correcta penetración sin que se degrade.

Y déjame decirte que en los activos cosméticos el tamaño sí importa. En este caso no aplica ese refrán que dice «Caballo grande, ande o no ande», ya que cualquier sustancia de tamaño superior a 500 dáltones no puede atravesar «físicamente» el estrato córneo, por lo que se quedará sí o sí en la superficie. Ojo, ten en cuenta que un dalton es una medida bastante pequeña de la que es difícil hacerse a la idea; se trata de una unidad de masa atómica y su equivalencia en kilogramos sería $1{,}660\times10^{-27}$ kg, o lo que es lo mismo, 0,00000000000000000000 000000166 kg. Como te decía, es bastante complejo hacerse a la idea. En cualquier caso, es muy muy muy pequeño.

Para concluir, me gustaría que tuvieras en consideración que si un día, por lo que sea, decides restregarte un plátano por la cara, o hacerte un tónico con clavos de olor (dicen que tiene efecto bótox), bueno, pues no pasa nada, has picado y ya está. Pero debes saber que sí hay determinadas prácticas que no es que sean inocuas e inútiles, es que pueden ser perjudiciales tanto para tu piel como para ti.

Un ejemplo de esto son lo que se conoce como fitofotodermatosis. Se trata de una dermatitis fototóxica sin implicación inmunológica y que va a ocurrir tras el contacto directo con algunos tipos de plantas ricas en furocumarinas y la interacción con la luz solar, más concretamente con la radiación UVA.

Aparece varias horas o días después de la exposición a la planta y al sol. En los casos leves se presenta únicamente como una mancha, aunque si es grave, suelen salir ampollas y placas lineales que pican o duelen y que, en la mayoría de las ocasiones, van a evolucionar hasta formar manchas que a veces llegan a persistir durante meses. Entre las plantas que pueden causar esta reacción se encuentran, por ejemplo, el hinojo, el perejil, la lima, el limón o los higos. También la bergamota, muy usada en perfumes, y que provoca dermatitis de Berloque.

Así que yo lo pensaría muy mucho antes de restregarme un limón por la cara, no vaya a ser que te lleves una sorpresa en forma de mancha más o menos perenne.

EL EXTRAÑO CASO DEL REPOLLO EN EL PECHO EN MADRES LACTANTES

Durante la etapa de lactancia pueden ocurrir diversos problemas en los pechos como que aparezca una mastitis, ingurgitación o, simplemente, dolor causado por la congestión de los senos, situaciones que van a afectar de manera negativa tanto al lactante como a la madre. Uno de los remedios de «abuela» favoritos y que se ha hecho especialmente viral al mostrarlo una presentadora famosa de televisión es utilizar un repollo.

El remedio es muy sencillo, solo consiste en colocar hojas de repollo sacadas directamente del frigorífico en el/los pecho/s afectado/s y se obra el milagro, pero ¿tiene sentido? ¿Tiene algún componente analgésico que ha pasado desapercibido para la ciencia?

Pues lo cierto es que no, no hay nada mágico en el repollo, salvo el frescor que proporciona en un pecho dolorido y congestionado. Por todos es sabido que el frío actúa como analgésico gracias a su efecto vasoconstrictor, que provoca una disminución del calibre de los vasos sanguíneos, lo que se traduce en un menor aporte sanguíneo y en la ralentización del proceso inflamatorio.

Y ese es el secreto del dichoso repollo. Aunque parezca increíble, se han realizado diferentes tipos de estudios para comprobar si de verdad tiene efectos beneficiosos y no hay nada concluyente ni que justifique un beneficio superior en su uso. Dicho esto, es cierto que algunas asesoras de lactancia y diversos organismos especializados lo siguen recomendando con «argumentos» variopintos: que si es natural, que si es económico, que si se adapta perfectamente a la forma del pecho... Quizá ese tipo de explicaciones sean lo peor, ya que, una vez más, volvemos a liar a la gente y a fomentar la quimiofobia. Debes saber que puedes conseguir exactamente el mismo resultado, eso sí, de una manera mucho más sostenible, higiénica e igual de económica usando las llamadas bolsas de gel de frío y calor que encuentras en cualquier farmacia.

Y, como un repollo da mucho de sí, puedes encontrarte en redes a muchas personas envolviéndose las rodillas o los tobillos con las hojas para aliviar la osteoartritis. ¿Justificación? En estos casos no dan ninguna, ni siquiera pseudocientífica. Eso sí, existe un ensayo[3] controlado aleatorio cuyo objetivo es investigar la eficacia de las cataplasmas de hojas de col en el tratamiento de la osteoartritis sintomática primaria de la rodilla, comparando los efectos del repollo frente a un gel de diclofenaco. Obviamente, el gel de diclofenaco ganaba por goleada.

EL DESODORANTE PROVOCA CÁNCER DE PECHO

Los datos recogidos por la Sociedad Española de Oncología Médica muestran que aproximadamente el 30 % de los cánceres diagnosticados en mujeres se originan en la mama. Y es que este es el más diagnosticado en mujeres, con una tasa de incidencia de 132 casos por cada 100.000 habitantes. Esto significa que la probabilidad estimada de desarrollar cáncer de mama es de 1 de cada 8 mujeres.

Un 10-15 % de estos casos tendrán un origen hereditario. Entre los factores de riesgo modificables para el desarrollo de este tipo de enfermedad encontramos los sospechosos habituales: la obesidad, el tabaco o el alcohol. Entonces ¿de dónde surge esta relación entre el uso de desodorantes y la posibilidad de desarrollar cáncer de mama?

Como muchos de los bulos surgidos allá por los noventa, todo llega por una cadena de email en la que se relacionaba el aumento de los

---

[3] Lauche, Romy PhD*,†; Gräf, Nadine*; Cramer, Holger PhD*,†; Al-Abtah, Jallal*; Dobos, Gustav MD*; Saha, Felix J. MD*. Efficacy of Cabbage Leaf Wraps in the Treatment of Symptomatic Osteoarthritis of the Knee: A Randomized Controlled Trial. The Clinical Journal of Pain 32(11):p 961-971, November 2016. | DOI: 10.1097/AJP.0000000000000352

casos de cáncer de mama con el uso de productos cosméticos en la zona del pecho y especialmente en la axila, siendo los desodorantes y/o los antitranspirantes los responsables, ya que son los cosméticos de más uso en esa zona. Y no solo eso, además, entre sus ingredientes, declaraban como culpables al aluminio y los parabenos.

> El sudor que producimos por las glándulas sudoríparas es totalmente inodoro, son las bacterias que pueblan la superficie de la piel las que degradan algunos componentes del sudor y generan olor. Por tanto, a mayor cantidad de sudor, mayor cantidad de sustancias que servirán de alimento a esas bacterias y mayor olor.
>
> Para solucionarlo, a finales del siglo XIX se creó el primer desodorante a base de zinc y en formato crema, cuya función era dificultar la transpiración. A partir de ese «protodesodorante» se han ido haciendo múltiples modificaciones en los ingredientes hasta la actualidad. Ahora podemos encontrar dos tipos de productos que a menudo confundimos, el desodorante y el antitranspirante:
>
> - Desodorante: se trata de un cosmético cuya misión es disminuir todo lo posible el mal olor corporal que, como hemos dicho que proviene del efecto de las bacterias de la superficie de la piel sobre el sudor y sus componentes, principalmente incluirá sustancias antimicrobianas y, en muchas ocasiones, perfumes.
> - Antitranspirantes: son cosméticos cuya misión, además de actuar sobre las bacterias de la superficie de la piel e incorporar en ocasiones perfumes, también actúan disminuyendo la cantidad de sudor, es decir, la transpiración como tal.

Las sales de aluminio se disuelven en el sudor o en la humedad presente en la piel formando un gel, que a su vez forma un tapón que bloquea las glándulas sudoríparas ecrinas y, por tanto, se reduce la cantidad de sudor que llega a la superficie. Este gel a base de sudor y sales de aluminio se elimina, en primer lugar, con la higiene diaria, y para los que no son de ducharse todos los días, como todo esto sucede en la epidermis, los tapones formados se irán eliminando con el proceso natural de renovación de la piel.

Se especula con la posibilidad de que la piel absorba estas sales de aluminio y actúen sobre los receptores estrogénicos y, por consiguiente, aumenten la posibilidad de desarrollar cáncer, ya que sí se conoce la influencia de estas hormonas en el cáncer de mama. Es oportuno preguntarse entonces: ¿existe evidencia de que el aluminio esté detrás de esta enfermedad?

Merece la pena hacer hincapié en que el aluminio es una sustancia ubicua que se encuentra tanto de forma natural (como el tercer elemento más abundante) como intencional (usado en agua, alimentos, productos farmacéuticos), y también está presente en partículas atmosféricas ambientales y ocupacionales.

Y respondiendo a la pregunta, no, no existe evidencia que relacione el uso de productos desodorantes o antitranspirantes que cuenten en su composición con sales de aluminio con el cáncer de mama; ni siquiera cuando te rasuras la axila antes de aplicarte y, por tanto, la posibilidad de absorción sea superior al tener la piel irritada.

Es más, existe una revisión sistemática (es decir, de alta evidencia científica) del año 2014 que estudia los posibles riesgos para la salud que plantean las exposiciones farmacéuticas, ocupacionales y de consumo de aluminio en diferentes formas, y más allá de la recomendación de revisar algunos niveles de exposición, en lo que se refiere al uso de desodorantes y antitranspirantes no se encuentra relación entre su uso y el desarrollo de cáncer.

En consecuencia, ni la hipótesis de que el aluminio actúa como un disruptor endocrino ni la hipótesis de la relación entre el incremento de su presencia en los tejidos con el desarrollo de cáncer de mama se han demostrado en ningún estudio.

Además, y para que te quedes más tranquilo, en la Unión Europea contamos con el SCCS, un grupo de científicos independientes que asesora a la Comisión Europea sobre los productos de consumo y cuyas recomendaciones se trasladan a la legislación. Pues bien, al SCCS se le pidió que emitiera un veredicto sobre la seguridad del aluminio en productos cosméticos, y concluyó que no hay que preocuparse, ya que no aumenta significativamente la carga corporal sistémica. Así, queda demostrado que la permeabilidad cutánea de las sales de aluminio es muy baja, con valores en torno al 0,00052 %, y que la exposición al aluminio cuenta con múltiples fuentes, principalmente la ingesta de alimentos.

Revisado este tema, quedaba el otro grupo de sospechosos habituales: los parabenos.

Dada la preocupación, aquí también decidió trasladarse al SCCS, que una vez más refutó los artículos que intentaban relacionar los parabenos con el cáncer. Pero como estos también son «víctimas» de ese marketing del miedo y foco de algunos bulos, merece la pena tratarlos aparte.

LOS PARABENOS: LOS MALOS DE LA PELÍCULA COSMÉTICA Y EL MARKETING DEL MIEDO

La «cosmética natural» está muy de moda y cada vez más usuarios optan por un tipo de producto compuesto casi exclusivamente por productos «naturales». En la mayoría de los casos, esta decisión es fruto de la creciente «quimiofobia» inducida por diferentes sectores. Y es que en el mundo de la cosmética y cuidado personal es muy común encontrar *claims* como «*toxic free*» junto a «sin siliconas», «sin químicos» o «sin parabenos», haciéndonos creer o deducir que el resto de la cosmética sí puede incluir tóxicos o que los parabenos y siliconas son perjudiciales para la salud. Todo esto es lo que se conoce como marketing del miedo y, aunque se trata de una práctica prohibida, según el Reglamento (UE) N.º 655/2013 por el que se establecen los criterios comunes a los que deben responder las reivindicaciones relativas a los productos cosméticos, se especifica que no se puede «denigrar ingredientes utilizados legalmente», muchos laboratorios lo siguen haciendo.

Y fíjate, esta práctica no solo afecta a la percepción que puedas tener como consumidor, sino también a la industria, que, para evitar el uso de estos ingredientes «proscritos», buscan alternativas que no resultan tan eficaces o pueden generar un mayor número de reacciones adversas. Aun así, nadie cuestiona estas alternativas, especialmente a través de las redes sociales.

El problema de fondo con este tipo de marketing es que no informa; en lugar de centrarse en ofrecer datos claros y pruebas científicas sobre los beneficios de los productos o ingredientes, se focalizan en fomentar la inseguridad del consumidor arrimando el ascua a su sardina. Por eso es imprescindible que los consumidores se informen de manera adecuada y que acudan siempre a fuentes de información fiables, que no se dejen llevar por la primera aplicación que encuentren y que desarrollen un pensamiento crítico porque, al fin y al cabo, lo único que hacen este tipo de marketing y las empresas que lo utilizan es explotar tu temor en lugar de «educar» con transparencia y rigor.

Los parabenos son un claro ejemplo de esto, y es que encontrarás cientos de marcas que reivindican en sus etiquetados y envases la leyenda SIN PARABENOS. Sé que es un buen melón, pero vayamos más allá. ¿Realmente hay evidencia de que el uso de parabenos en productos cosméticos es perjudicial para la salud?

Los parabenos son unos compuestos químicos derivados del ácido parahidroxibenzoico y que se emplean en muchos productos de uso corporal (desodorantes o geles de ducha) e incluso como conservantes en alimentación. Por tanto, su función será la de disminuir el riesgo de contaminación microbiana de dichos productos, garantizando su seguridad durante su vida útil. En concreto, se utilizan mucho porque tienen bajo coste, no cuentan con olor o gusto, y no alteran el color o textura de una fórmula.

En Europa, los cosméticos se rigen por el Reglamento (CE) 1223/2009, dentro del cual encontramos varios anexos, y el Anexo V es donde vienen recogidos todos los conservantes permitidos para su uso en cosmética en la Unión Europea. En él encontramos varios tipos de parabenos, siendo los de mayor uso el methylparaben, propylparaben, ethylparaben y butylparaben, aunque existen muchos otros. Esta apreciación que te hago no es ninguna tontería: si dichas sustancias aparecen en este anexo, es que se consideran seguras y ningún laboratorio de la industria debería insinuar lo contrario.

Ya te he hablado del SCCS de la Unión Europea, pues bien, este comité de expertos independientes ha evaluado la seguridad de estos compuestos varias veces, siempre respondiendo a las preocupaciones mostradas tanto por la ciudadanía como, sobre todo, por la comunidad científica.

Además de la relación con el cáncer de mama (que nunca se ha demostrado y queda descartada), la principal preocupación era que podían actuar como disruptores endocrinos. Si bien el SCCS concluye que en los estudios realizados en laboratorio y en animales se han observado en los parabenos ciertos comportamientos propios de las hormonas, esto sucede en concentraciones entre miles y millones de veces más débiles que la actividad de las hormonas naturales, por lo que su efecto no es relevante.

Sin embargo, en pro de garantizar la máxima seguridad, se decide prohibir los parabenos de cadena larga por ser los que parecen que cuentan con una mayor acción estrogénica y limitar los aprobados a concentraciones determinadas y con unos márgenes de seguridad muy amplios, ya que estas propiedades similares a las de las hormonas parecen aumentar con el tamaño de las moléculas de parabenos.

DISRUPTORES ENDOCRINOS

Vamos a coger prestada la definición de la OMS, según la cual, un disruptor endocrino es «una sustancia exógena o mezcla que altera la función del sistema endocrino y, por tanto, causa efectos adversos sobre la salud en un organismo intacto, o en su progenie, o en la población».

Es cierto que se considera que algunos ingredientes que se usan en el mundo de la cosmética (que recuerdo que están regulados, no puedes utilizar el que te venga en gana) son disruptores endocrinos. Pero la realidad es que el hecho de que una sustancia pueda imitar a una hormona no significa que vaya a provocar alteraciones en el sistema endocrino; de hecho, en la actualidad no hay evidencia de que puedan dañar la salud humana.

Cuando se plantee un problema sobre un ingrediente cosmético, las autoridades reguladoras europeas pueden encargar al CCSC que revise y asesore sobre el uso seguro del ingrediente, y lo cierto es que esto es algo que sucede de manera habitual.

Es normal que se tenga inquietud por la existencia y exposición a este tipo de sustancias, y es igualmente cierto que ese miedo se potencia desde determinadas empresas que juegan con esa emoción para vender sus productos. También te digo, podemos decir que en el mundo de la cosmética existen multitud de mecanismos de control que nos aseguran que sus productos cuentan con un alto grado de seguridad.

ANTIHEMORROIDAL PARA LAS OJERAS

Vamos allá con todo un clásico. De hecho, puede que sea el primer bulo que llegó a mis oídos cuando empecé a trabajar como farmacéutico, así que podríamos aplicarle la categoría de viejuno.

La teoría que nos cuenta internet, la sabiduría popular de tu tía Conchi o incluso alguna reputada influencer con millones de seguidores es que colocarte un pegotito de un medicamento antihemorroidal en formato crema en el contorno de los ojos va a conseguir eliminar las ojeras.

Primero vamos a ponerlo todo en contexto. Debemos saber que la piel del contorno de los ojos es algo más especial que la del resto del rostro. Es mucho más fina y, además, esta zona cuenta con muy pocas glándulas sebáceas y se encuentra muy vascularizada. Por esto mismo, encontramos menos cantidad de fibras de colágeno y elastina y, para colmo, hay muchos músculos muy activos debido a los continuos movimientos de los ojos.

Tres son las situaciones estéticas que más preocupan cuando nos referimos al contorno de los ojos:

- La primera, las arrugas, y es que debido a todas las circunstancias de las que te acabo de hablar, se trata de una zona muy proclive a sufrir líneas tipo estáticas y también dinámicas o de expresión.
- La segunda preocupación son las bolsas, de las que nos podemos encontrar dos tipos diferentes:
  - De grasa: en la zona del globo ocular entre los músculos y el hueso se encuentran unos depósitos de grasa que, debido a varios factores —la edad principalmente, la obesidad, el sobrepeso o la retención de líquidos— pueden sobresalir y formarse.
  - Edematosas: son las características bolsas mañaneras bajo los ojos que aparecen porque, cuando dormimos en posición horizontal, el drenaje linfático disminuye y hace que se acumule líquido en la zona.
- Por último, la tercera preocupación estética más común en el contorno de los ojos son las ojeras, que son alteraciones de la coloración de la piel de esa zona y que, además, pueden deberse a una producción excesiva de melanina o a la dilatación de los capilares próximos a la superficie de la piel. Por eso encontramos dos tipos diferentes:
  - Ojeras vasculares o circulatorias: en este caso tienen un color violáceo-azulado y se deben, principalmente, a una vasodilatación de los capilares. Recuerda que, además, la piel es mucho más fina, por lo que es más fácil que esos capilares se vean.
  - Ojeras marrones o pigmentarias: aquí hablamos de una hiperpigmentación, una mancha. En este caso, la causante es la

melanina, por lo que, obviamente, se verán intensificadas debido a la radiación solar.

Ya quedan más o menos claras las características de esta zona del rostro, así que vamos a hablar de los antihemorroidales, que son medicamentos destinados al alivio sintomático del dolor, picor o escozor de quien sufre hemorroides, en silencio o no.

En las farmacias los hay de muchos tipos y composiciones variadas, aunque los recomendados en internet para las ojeras incluyen entre sus ingredientes anestésicos locales como la benzocaína o lidocaína, así como vasoconstrictores tipo efedrina, que producen una vasoconstricción temporal importante de los vasos que nutren piel y mucosas. De hecho, la presencia de estos vasoconstrictores es la «justificación» sobre la que se basa este bulo.

Pero ¿cuáles son los motivos por los que no deberías aplicar este tipo de medicamentos en una zona tan sensible?

El más importante es por el riesgo de sufrir una reacción grave en la piel. Los anestésicos locales como la benzocaína o la lidocaína son principios activos fotosensibilizantes; es decir, que pueden causar una reacción cutánea exagerada debido a la interacción entre el medicamento (puede ser un principio activo o un excipiente) y la radiación UV que recibimos del sol. Además, puede llegar a producirse tras una exposición que en condiciones normales sería inocua. Las manifestaciones clínicas más comunes son quemaduras, erupciones cutáneas, urticaria... y la mayoría de las veces se las confunden con quemaduras o alergias solares.

Por otro lado, estos preparados hemorroidales suelen venir en formas farmacéuticas muy grasas, como las famosas pomadas, que tienen la cualidad de liberar más cantidad de activo, por lo que el riesgo de fotosensibilización es aún mayor.

Por supuesto, hay que tener en cuenta que no todas las ojeras son iguales. De funcionar en alguna de sus variantes, sería en el caso de vasculares, que son las que tienen una implicación circulatoria y en las que los vasoconstrictores tendrían cierto efecto, pero recomiendo no hacerlo porque las consecuencias son más peligrosas, proporcionalmente, de lo que pueden ser los beneficios.

Esto por no hablar de la cosmeticidad. Siempre andamos preocupados porque sean texturas gustosas, que no dejen residuos y tengan buena tolerancia para la zona de los ojos, que cuenten con un pH adecuado... y tú vas y te colocas la pomada de las hemorroides. Si es que..., no tenemos remedio. Como diría el refranero popular «cada cosa en su sitio, y un sitio para cada cosa». Dicho de otra manera: las cosas del culo en el culo, y no en los ojos, porque como tengas poca maña y se te meta algo de pomada en el ojo, te vas a acordar de quien te dio el truquito.

EL MISTERIOSO MUNDO DEL ACNÉ

¿QUÉ ES EL ACNÉ?

Me parecen relevantes en especial los bulos y *fakes* que aparecen sobre el acné en redes sociales, ya que se trata de algo que sobre todo sufren personas jóvenes y adolescentes, quienes constituyen un público muy mayoritario en estas plataformas.

Razones por las que merece la pena hablar mínimamente del acné para así entenderlo todo algo mejor.

El acné es una enfermedad inflamatoria crónica que cursa en brotes y está asociada a una hipersecreción sebácea, en general de causa hormonal (un aumento en la secreción de andrógenos). Se caracteriza por la presencia, en su mayoría en el rostro, aunque también en la parte superior del tronco, de diferentes tipos de lesiones como comedones (abiertos o cerrados), pápulas, pústulas, nódulos o quistes.

Además es multifactorial: la hipersecreción sebácea es algo así como la mecha que lo dispara todo y que provoca que se genere más sebo lo que, unido a una hiperqueratinización folicular, crea el ambiente ideal para que se dé un aumento en la producción de determinados filotipos de bacterias (*Cutibacterium acnes*); esto es lo que genera la aparición de las lesiones, junto a las rojeces e inflamación características.

Uno de los principales problemas del acné es el estigma social que lleva asociado, que afecta, y mucho, a la autoestima y a la calidad de vida de las personas que lo sufren. La estadística dice que más del 85 % de los adolescentes y jóvenes de todo el mundo experimentan algún grado de acné durante la pubertad, una edad muy vulnerable en la que el impacto de ese estigma puede llegar a ser mayor.

Los lanzadores de bulos se aprovechan de todo esto y de la capacidad que tendrá de viralizarse entre la gente joven cualquier remedio contra el acné, por eso merece la pena desmontarlos.

EL ACNÉ ES SOLO COSA DE ADOLESCENTES

Es cierto que se trata de una enfermedad con una prevalencia muy alta en los adolescentes, pero eso no quiere decir que sea un problema únicamente ligado a un rango de edad.

Además del acné puberal, que es el más común y que afecta a niños y niñas a partir de los 12-14 años, existen otros tipos diferentes de acné, entre ellos destacan:

- Acné adulto: aparece a partir de los 25, sobre todo en mujeres, y, al igual que el acné puberal, está relacionado con cambios hormonales propios de la edad adulta. Suelen asociarse a lesiones inflamatorias en la parte inferior del rostro, especialmente en la zona del mentón.

- Acné mecánico: un claro ejemplo no debido a causas hormonales. Este se debe al roce continuo de algo con la piel, que generará ese aumento de sebo o la oclusión del folículo. Quizá recuerdes el término «maskne» que se acuñó durante la pandemia y que hacía referencia al acné que provocaba en el rostro el uso de la mascarilla, pues a esto me refiero.
- Acné cosmético: es el que se produce como fruto del uso de cosméticos con ingredientes muy comedogénicos. Suelen aparecer lesiones en la zona peribucal y en las ramas mandibulares.
- Acné iatrogénico: se encuentra asociado al uso de ciertos medicamentos. Entre los más relevantes encontramos los anticonceptivos orales, antiepilépticos, corticosteroides sistémicos, esteroides, andrógenos anabólicos, glucocorticoides, inmunosupresores, litio, minoxidil tópico o psicótropos.

DONDE APARECE EL ACNÉ INDICA PROBLEMAS EN OTRAS PARTES DEL CUERPO

Un *fake* total que cuenta con mucha difusión en las redes sociales. Aparece el magufo de turno y te cuenta que si tienes un brote de acné en el mentón, es por algún problema de hígado, pero que si las lesiones aparecen en los pómulos, el problema es causado por problemas intestinales; o, aún peor, si te sale en la frente, es que guardas traumas de la infancia que debes solucionar.

La realidad es que no hay ninguna causa concreta por la que las lesiones del acné aparecen en una zona u otra del cuerpo. Suelen salir en el rostro y la espalda por la sencilla razón de que son las zonas donde hay mayor concentración de glándulas sebáceas, responsables de la producción del exceso de sebo que está detrás de la formación de la lesión.

MASTURBARSE HACE QUE TE SALGA MÁS ACNÉ

La ceguera y los brotes de acné son las grandes y graves consecuencias a las que te enfrentas si abusas de la masturbación o, al menos, esto es lo que nos dice este mito viejuno que ha logrado persistir durante varias generaciones.

Lo cierto es que no, ni te quedas ciego ni te sale un brote. No hay ninguna relación entre la masturbación y el acné más allá de que las dos suelen aparecer en el mismo rango de edad y que en ambas situaciones la testosterona está implicada. Quizá lo intentaron justificar por ahí, pero no, existen estudios que han medido la concentración de testosterona tras una masturbación, incluso tras 3 semanas de abstinencia, y los niveles de esta hormona permanecen prácticamente inalterados, o al menos no tienen relevancia en la formación de brotes de acné.

Si lo pensamos bien, puede esta coincidencia en la edad sea el origen del bulo que lleva tantos años entre nosotros. Me explico, la masturbación tradicionalmente se ha visto como algo negativo, y quizá la amenaza de un aumento en los brotes de acné o la ceguera eran suficiente castigo para que los adolescentes con las hormonas en pleno apogeo evitasen la práctica del onanismo.

En fin, haz lo que quieras, y hazlo con la tranquilidad de que no vas a desarrollar ningún problema dermatológico ni oftálmico.

ZUMO DE LIMÓN PARA MEJORAR LAS LESIONES DEL ACNÉ

El limón parece ser una fruta mágica, aparece en redes sociales como remedio para eliminar manchas en la piel, el mal olor de los pies y, claro está, también el acné. La realidad es que aplicar limón sobre el acné, que al final podemos catalogar este tipo de piel como sensible, no es nada adecuado. Es más, te puedes llevar una mala experiencia.

La radiación solar es capaz de interaccionar con algunos compuestos que se encuentran presentes en algunas plantas y frutas llamado furanocumarinas y psoralenos, y generar lo que se conoce como una fitofotodermatosis. Bueno, pues el limón es una de ellas. Así que aplicarte su zumo en la piel y exponerte al sol te puede generar una reacción fototóxica en la que aparece un eritema parecido a una quemadura, seguido de una hiperpigmentación que puede durar semanas o meses dependiendo del paciente.

Y este no es el único problema de aplicar este remedio, ya que se trata de una fruta con un carácter ácido fuerte. La piel tiene un pH determinado, que oscila entre diferentes valores en función de la zona del organismo. Aun así, existe un consenso en dermatología en considerar que el pH de la piel es ligeramente ácido, y lo sitúa en un valor de 5,5. Por tanto, mantener de manera estable estos valores es fundamental para que nuestra piel se encuentre en buen estado, protegida y con una función barrera fuerte.

Si estos niveles se alteran, se originarán problemas y, claro, nuestro limón se mueve en valores de pH que oscila entre 2 y 3, mucho más ácidos que el de la piel. ¿Qué va a suceder entonces? Que compromete el correcto estado de la función barrera, por lo que se genera una sensación de *discomfort* que aumentará la inflamación de la piel que ya se encuentra inflamada de base. Además, el ácido cítrico presente en el zumo de limón facilitará el proceso de descamación que, junto con el daño producido en la función barrera, favorecerá la fragilidad y deshidratación de la piel. En resumen, tendremos la piel más vulnerable en general y especialmente al sol, que como ya te he contado, puede provocar reacción y dejarnos hechos un cuadro.

ASPIRINA Y ACNÉ, AMIGOS INVISIBLES

El uso de la aspirina contra el acné es otro de los bulos que aparece con frecuencia en las redes sociales, la mayoría de las veces unido al limón, para hacerlo más completito si cabe.

Todo viene de la composición de este famoso medicamento, el ácido acetilsalicílico, muy parecido al de un activo cosmético muy eficaz en los tratamientos tópicos frente al acné: el ácido salicílico.

Empezamos por el primero. El ácido acetilsalicílico es un fármaco que pertenece al grupo de los AINE, antiinflamatorios no esteroideos, que a dosis de 500 mg (las de la aspirina) cuenta con un efecto analgésico, antiinflamatorio y antipirético, y a dosis inferiores (100-150 mg) actúa como antiagregante plaquetario, por lo que está indicado en la prevención de enfermedades cardiovasculares.

Sin embargo, el ácido salicílico vía tópica es un agente queratolítico convencional que descama los corneocitos, capa por capa de arriba hacia abajo, por lo que es útil en la mejora del acné, ya que penetra de una manera adecuada en los poros y ayuda a que no se dé la hiperqueratinización que viene con la hipersecreción sebácea.

¿El que tengan nombres parecidos quiere decir que son intercambiables? Pues para nada. Como acabas de leer, cada uno de ellos tiene una acción concreta en el organismo que viene determinada por su estructura química que, si bien es parecida, no llega a ser igual.

Aplicarse sobre la piel dos o tres aspirinas machacadas no nos va a ayudar ni frente a las manchas ni frente al acné, y muy probablemente termine irritando la zona. Y si encima decides hacerle caso a ese tip al cien por cien y las mezclas con zumo de limón, pues no te digo nada: irritación segura y potencial riesgo de fitofotodermatosis.

PASTA DE DIENTES, IDEAL PARA CUBRIR UN GRANITO

La pasta de dientes está presente en multitud de remedios caseros, lo mismo te lo recomiendan para limpiar la plata que has heredado de la abuela o la tía, para dejarte los zapatos impecables, para limpiar los faros de tu coche (sí, sí, has leído bien) y cómo no, para el acné, específicamente para «secar» los granos.

Los dentífricos contienen ingredientes abrasivos como el bicarbonato de sodio, el carbonato cálcico o la sílice para intentar eliminar la placa presente en la superficie dental. Y viéndolo así no me parece mala idea usarlo en la plata de la abuela o en los faros de un Seat Ibiza, pero ¿en tu cara? Me parece la peor idea de todas, sinceramente.

Lo más probable es que estos ingredientes abrasivos, junto a los agentes espumantes que contiene la pasta de dientes, consigan irritar la piel, en especial cuando la recomendación es dejarlo durante una noche completa. Incluso en algunos casos puede conseguir el efecto contrario y generar una mayor inflamación. Y es que se nos olvida con demasiada frecuencia que cuando hablamos de una piel con acné, nos referimos a que esa piel es sensible.

Pero no solo esos ingredientes abrasivos y los detergentes pueden resultar perjudiciales, también es necesario fijarse en el pH del cosmético en cuestión. Ya hemos hablado de la importancia del grado de acidez en nuestra piel y de cómo alterarlo resulta perjudicial. Pues bien, al igual que se busca formular los cosméticos con un pH similar al de la piel (pH 5,5), las pastas dentales están formuladas con valores similares a los de la boca, cuyo pH es de 7, neutro, muy alejado del de la piel. Esto suma una razón más para no dejarte un pegote de dentífrico durante toda la noche en una lesión.

Por cierto, y ya que estamos hablando de piel y de pasta de dientes... Tampoco debes usarla en una quemadura y es que, una vez más, estamos colocando un producto agresivo, con un pH inadecuado, sobre una ya no sensible, sino directamente agredida.

Con este uso consigues una falsa sensación de frescor, pero la temperatura como tal no baja y, además, debido a alta capacidad oclusiva de este tipo de productos, se puede dificultar aún más la bajada de temperatura. De manera general, ante una quemadura doméstica y pequeña (de primer grado) lo único que debemos hacer es enfriar la zona únicamente con agua, secar bien y si es necesario, aplicar un producto específico para quemaduras y/o cubrir con un apósito.

MITOS RELACIONADOS CON EL VERANO

En el hemisferio norte, la entrada en el verano viene definida por el solsticio, que viene a ser el instante en el que el sol alcanza el punto más alto en el horizonte y el polo norte se encuentra más inclinado hacia él que durante cualquier otro día del año. Esto implica que es el día que más horas de luz recibimos en todo el año y, a su vez, es la noche más corta.

No tiene un día ni una hora de entrada fijos, depende de varios factores, pero la horquilla suele estar entre el 20 y el 22 de junio.

La llegada del verano y de ese solsticio está asociado tradicionalmente a diferentes ritos y costumbres (quemamos lo malo para que entre lo bueno...) y, lo mejor de todo, se trata de la época de vacaciones por excelencia. Quien más quien menos se reserva unos días para una escapada para descansar. Pero, ojo, nuestros amigos los bulistas nunca descansan y tenemos una selección de *fakes* y mitos especial verano bastante importante.

Algo evidente y que está fuera de toda duda es que en verano el sol es el gran protagonista. Es en estos meses cuando el astro rey se encuentra en su máximo apogeo y esto trae consigo que el uso de los protectores solares sea imprescindible. Te diré que si hay algo que se encuentra rodeado de mitos y bulos, es el sol y los protectores solares.

No voy a descubrirte nada nuevo si te digo que el sol es un elemento imprescindible para la vida del planeta en general y, además, en lo particular, a los seres humanos nos ofrece múltiples beneficios:

- Mejora el estado de ánimo: la exposición al sol aumenta los niveles de serotonina, una hormona cuyo déficit se ha relacionado con la depresión. No en vano, uno de los grupos de medicamentos que se usan para el tratamiento de esta enfermedad son inhibidores de la recaptación de serotonina, que consiguen un aumento de la concentración de este neurotransmisor. Podríamos decir, si somos de los que nos gustan las hipérboles, que el sol es el mejor antidepresivo.
- Regula la producción de melatonina: exponernos a la luz solar mejorará nuestro sueño, ya que la melatonina es indispensable en la regulación correcta de nuestro ritmo circadiano.
- Sintetiza la vitamina D: o, mejor dicho, la mal llamada vitamina D, porque es casi mejor llamarla hormona. En cualquier caso, se trata de algo imprescindible para múltiples funciones. Entre ellas cabe destacar la homeostasis del calcio, existen evidencias sobre su papel en el refuerzo del sistema inmune, en la regulación de la producción de insulina o para disminuir la actividad de la renina (por lo que tendría implicación en los procesos que generan hipertensión arterial) y un largo etcétera. Para que se forme esta vitamina D es imprescindible que recibamos radiación UVB proveniente del

sol, pero, tranquilo, ya ahondaremos en el tema porque hay mucho mito sobre él.
- Cuenta con aplicaciones médicas: la fototerapia se utiliza para tratar diversas enfermedades dermatológicas.

Como puedes comprobar, son muchos los beneficios, pero como en casi todo, la virtud está en el término medio, y estos los vamos a obtener con exposiciones solares controladas. Es por eso por lo que, cuando nos exponemos al sol de una manera inadecuada, durante tiempos prolongados y sin la protección debida, puede ocasionarnos problemas, algunos de ellos ciertamente graves.

¿QUÉ RADIACIONES SOLARES RECIBIMOS Y CUÁLES SON SUS EFECTOS SOBRE LA PIEL?

Debido a la acción de las diferentes capas que forman la atmósfera, se van perdiendo radiaciones solares y a la superficie terrestre solo llegan las que están comprendidas entre los 290 y los 1,850 nm de longitud de onda, que podemos repartir en los siguientes porcentajes:

- Un 32 % aproximadamente de luz visible.
- Un 65-66 % de luz infrarroja.
- Un 2-3 % de luz ultravioleta.

También nos llegan rayos X y microondas, que son significativamente importantes, aunque solo estén presentes en pequeñísimas cantidades.

RADIACIÓN ULTRAVIOLETA

Es un tipo de radiación electromagnética emitida por el sol que alcanza la superficie de la Tierra y que se divide en tres tipos diferentes en función de la longitud de onda (de 100 a 400 nm).

El problema de la radiación ultravioleta (UV) es que tiene capacidad mutagénica, lo que, traducido, quiere decir que es capaz de producir o inducir mutaciones y daños en nuestros genes, en el ADN, que pueden desembocar en el desarrollo de diversas patologías.

Estos son los tipos de radiaciones ultravioletas que llegan hasta nosotros:

- Radiación UVC: radiación tóxica y altamente dañina. De hecho, una de sus aplicaciones en la industria es como germicida. A nosotros no nos afecta, ya que se filtra en su totalidad en la capa de ozono, razón por la que no está de más tomar conciencia para evitar contaminantes que fomenten la destrucción de esta capa.
- Rayos UVB: estos se filtran en un 90 % en la capa de ozono. Se caracterizan por penetrar poco en la piel, ya que son capaces de alcanzar solo hasta la epidermis, pero tienen la característica de poseer mayor energía.

  Esta radiación UVB es la responsable de un montón de los

problemas que asociamos a la exposición solar, ya que es la responsable de originar la quemadura, el eritema (enrojecimiento que sucede previo a la quemadura) y alrededor del 75 % de los efectos carcinógenos.
- Rayos UVA: estos no los filtra la capa de ozono. Cuentan con una mayor capacidad de penetración en la piel, llegando hasta la dermis, aunque tienen menor energía que los UVB.

Estos rayos son los responsables del bronceado, de ponerte morenito, pero también del fotoenvejecimiento o envejecimiento prematuro de la piel, que se va a caracterizar por un aumento en la cantidad y profundidad de las arrugas, además de la aparición de manchas, deshidratación y tono apagado.

Y eso no queda solo aquí, no solo cuenta con efectos adversos estéticos, sino que también es responsable de patologías como las cataratas y, en último término, del cáncer de piel.

RADIACIÓN INFRARROJA

También llamada radiación térmica, puesto que la percibimos en forma de calor. Dentro de sus variantes, la que tiene más importancia para el caso que estamos hablando es la radiación IR-A o del infrarrojo cercano, que es la más energética y que ha demostrado tener efectos sobre nuestra piel. Esta tiene la característica de penetrar en las capas más profundas de la piel, llegando a alcanzar la hipodermis, y genera toda una cascada de acontecimientos en nuestra piel cuando nos exponemos directamente al sol y nuestro cuerpo alcanza temperaturas de 40 ºC o superiores.

Primero va a aumentar la cantidad de radicales libres, lo que favorece el desequilibrio entre la concentración de estos y la capacidad defensiva de la piel frente a ellos, por lo que se favorece un estado de estrés oxidativo. Esto va a generar una pérdida de la capacidad de hidratación de la piel y un aumento de la degradación de las fibras de colágeno (entre otras muchas cosas). El resultado es que generará un aumento en la aparición de arrugas, flacidez y pérdida de elasticidad. Por tanto, la exposición a la radiación IR-A es una de las causas más obvias del envejecimiento prematuro de la piel.

Pero ahí no queda la cosa. También va a producir una sinergia, pero en plan mal, con la radiación UVA y UVB, por lo que los efectos negativos de estas radiaciones se verán aumentadas.

RADIACIÓN VISIBLE

Siento ser yo quien te dé malas noticias, pero conviene saber que la radiación visible, la que capta nuestro ojo y gracias a la cual vemos y percibimos los colores, también tiene efectos en nosotros. Bueno, más bien sobre nuestra piel.

Dentro de todos los espectros de la luz visible, la azul o de alta energía, que se encuentra en la franja de los 380 a los 500 nm, es la que ha demostrado tener efectos sobre nuestra piel, dado que genera manchas y empeora las ya existentes, sobre todo en las pieles más oscuras o de mayor fototipo. Además se ha comprobado que aumenta los valores de un parámetro TEWL (acrónimo en inglés de «pérdida de agua transepidérmica») que provoca que, cuanto más alto está, más deshidratada se encontrará la piel.

Por cierto, *disclaimer* para Apple o Samsung, aunque es totalmente cierto que nuestros teléfonos, tablets u ordenadores emiten mucha luz que pertenece a este espectro de radiaciones electromagnéticas (luz visible de alta energía), la principal fuente nunca va a ser tu teléfono móvil, siempre, y con mucha diferencia, va a ser el sol.

En fin, como has podido comprobar, este posee esa doble faceta. Es totalmente imprescindible, ya que sin él no existiría la vida y, además, para nosotros los humanos, tiene ese lado malévolo del que, si no nos protegemos de manera adecuada, puede ocasionarnos problemas de salud (que son los más importantes) y también problemas estéticos.

Sin embargo, cuando llega el verano, las redes sociales se llenan de influencers, gurús de la vida sana e incluso deportistas que hacen apostolado y promueven lo que ellos llaman callo solar como el paradigma de la buena relación de nuestra piel con el astro rey.

EL CALLO SOLAR Y LOS NEGACIONISTAS DE LA PROTECCIÓN SOLAR

El «callo solar» es un término totalmente inventado que viene a decirnos que, si nos exponemos de manera repetida al sol sin ningún tipo de protección, con el paso del tiempo, nuestra piel se autoproteja y seamos inmunes a los efectos negativos de la radiación. Es algo así como el mitridatismo, que cuenta la leyenda que el rey Mitrídates el Grande, por miedo a morir envenenado, durante su vida fue tomando pequeñas cantidades de veneno hasta lograr la total inmunización frente a estos. Al final de sus días y para evitar que lo capturasen los romanos, intentó suicidarse sin éxito y tuvo que pedirle a uno de sus generales que acabara con él por medio de una espada.

Pues esto del callo solar se basa en la idea de que ponernos morenos nos protege, y no es exactamente así: el bronceado es un escudo no muy fuerte que, para que se «active», primero nuestra piel ha tenido que sufrir un daño.

> **¿CÓMO NOS PONEMOS MORENOS?**
>
> El principal protagonista en este proceso es la melanina, un biopolímero que no solo va a determinar el color de nuestra piel, sino que también lo hará de nuestro pelo e incluso de nuestros ojos.
>
> Concretamente en la epidermis existen unas células especializadas llamadas melanocitos, que son los responsables de la fabricación de la melanina.

Pues bien, cuando nuestro organismo recibe radiación UV, comienza a defenderse: lo que sucede primero es la llamada reacción pigmentaria precoz (bronceado inmediato); se produce principalmente como respuesta a la radiación UVA, aunque también, en menor grado, a la radiación visible de alta energía. Así, de un modo más o menos rápido, conseguimos ese «moreno de terracita» gracias a la fotooxidación de la melanina; es decir, la melanina existente se oxida y se va colocando alrededor del núcleo de los queratinocitos para protegerlo y evitar las posibles mutaciones que puedan ocurrir por esa exposición solar. Este bronceado es muy poco duradero, nos puede llegar a durar un día y, si la exposición no continúa, desaparecerá.

Sin embargo, si continuamos con la exposición solar, se produce la segunda reacción, la pigmentaria tardía (bronceado tardío). En este caso es debida, fundamentalmente, a la acción de la radiación UVB, aunque también interviene la radiación UVA y, en este caso, ya no se aprovecha la melanina existente, esa ya se ha fotooxidado y ha ejercido su labor; aquí se produce un acrecentamiento en el número de melanocitos y en su actividad, por lo que la producción de melanina, que va ascendiendo hacia la epidermis y la capa córnea, aumenta para seguir ejerciendo esa función de protección que trae como consecuencia la pigmentación de la piel. Este «moreno» es más duradero que el anterior y alcanza el pico máximo a las tres semanas.

Por cierto, este bronceado tardío siempre viene precedido por un eritema, es decir, un daño en la piel.

Como te digo, los daños producidos por el sol son acumulativos, y de ahí viene el concepto que seguro que has escuchado de «la memoria de la piel». Esta idea hace referencia a que, si la dañas de manera repetida, todo ese daño al final se acumulará en forma de lesión.

Esto ocurre porque la radiación solar es capaz de dañar la piel de diferentes maneras. La radiación ultravioleta A (la que recibimos mayoritariamente) provoca lo que se conocen como efectos indirectos sobre el ADN. Es decir, es capaz de generar radicales libres, que son moléculas con un electrón desapareado en la última capa (no te preocupes, que no te voy a dar la chapa sobre qué es un radical libre); esto es relevante porque los convierte en moléculas muy inestables que, para estabilizarse, roban ese electrón que les falta a las moléculas que tienen cerca, transformándolas a su vez en otro radical libre y así sucesivamente. Pues entre las víctimas favoritas de los radicales libres se encuentra el ADN, al que atacan y oxidan formando productos con actividad prooncogénica.

La radiación ultravioleta B, sin embargo, produce un daño de manera directa en el ADN de nuestras células. Nuestros genes absorben esta radiación de alta energía y forma lo que se conoce como «dímero de bases». ¿Esto que es? Debido a la energía de la radiación, se posibilita o favorece la unión de dos bases vecinas. La reacción más común sucede cuando dos de ellas son de timina y, por tanto, se formarán dímeros de timina. Estos nuevos productos, si no se reparan, generan mutaciones de la radiación ultravioleta, y este es el primer paso de los procesos de carcinogénesis.

Además, la radiación ultravioleta puede afectar a genes supresores de la proliferación tumoral, como el gen p53, cuya mutación es común en carcinomas basocelulares y espinocelulares; o como la mutación en el gen CDKN2A, que se encuentra presente en un porcentaje muy elevado de cáncer tipo melanoma, producido por la exposición acumulativa y las quemaduras solares especialmente intensas.

Por último, merece la pena hacer hincapié en la capacidad inmunosupresora de la radiación ultravioleta, que va a facilitar que todas estas mutaciones escapen a los mecanismos de reparación de nuestro organismo.

Por suerte y, como he dicho, nuestro organismo es una máquina muy perfeccionada después de milenios de evolución y pone en marcha mecanismos de reparación, por lo que contamos con algo así como un «servicio de mantenimiento» que se encuentra siempre de guardia y cuya misión es reparar (en la medida de lo posible) todos estos daños que se genera en nuestro material genético. La enzima clave en este proceso es la ARN polimerasa.

Cuando ese ADN está muy dañado y no se puede reparar, el cuerpo vuelve a autoprotegerse y entonces lo que sucede es que la célula programa su muerte, una especie de suicidio llamado apoptosis por el que esta opta por quitarse de en medio para no dar problemas. No obstante, cuando estas lesiones se producen de manera reiterada, como cuando se producen quemaduras solares o cuando nos exponemos a la radiación solar de forma sostenida sin protección de ningún tipo, todos esos mecanismos de defensa pueden fallar, y esas células dañadas, con un ADN defectuoso, que deberían eliminarse, se acumulan en nuestra piel, y esto puede traer como consecuencia lesiones muy serias.

A esto nos referimos cuando decimos que la piel tiene memoria. De hecho, fíjate si la tiene buena que podemos afirmar que un historial de quemaduras en cualquier momento de la vida se asocia a un incremento de probabilidades de sufrir cáncer de piel, sobre todo melanoma y carcinoma basocelular. Algo que es especialmente relevante cuando hablamos de personas con unas determinadas características físicas como las de piel u ojos claros, es decir, que el fototipo también es relevante en los daños solares.

¿QUÉ ES EL FOTOTIPO?

Podemos definirlo como la capacidad de adaptación que tiene cada individuo frente a la radiación UV. Existen varias clasificaciones, aunque la más usada es la del dermatólogo estadounidense T. Fitzpatrick.

Este clasifica a las personas en función de la capacidad de bronceado, la aparición de quemaduras, el color del cabello, de los ojos y de la piel que habitualmente no está expuesta al sol (como los tobillos o la parte posterior de las rodillas).

Y en función de todas estas características, clasifica a las personas en seis tipos diferentes de fototipos:

- Fototipo I: los que pertenecen a este grupo presentan como características que siempre se queman y nunca se broncean. Son individuos de piel muy clara, normalmente de ojos azules y cabello pelirrojo, y el color de la piel no expuesta al sol es blanco lechoso.
- Fototipo II: estos se queman fácilmente, aunque sí se broncean un poco. Se trata de personas con el pelo rubio, los ojos azules o verdes y la piel blanca.
- Fototipo III: son aquellas personas que se queman moderadamente y consiguen un bronceado de manera gradual. Es el fototipo estándar de los europeos. En este caso, la piel también es blanca.
- Fototipo IV: se trata de individuos que se broncean con facilidad y la quemadura se produce ocasionalmente. Aquí la piel suele ser morena y el pelo y los ojos son oscuros.
- Fototipo V: quienes pertenecen a este fototipo tienen como rasgos que las quemaduras se producen de forma muy ocasional y que el bronceado es muy rápido e intenso. El color de la piel no expuesta al sol es morena e incluye, por ejemplo, a la raza árabe, india.
- Fototipo VI: Se trata del fototipo de la raza negra. No se queman nunca, la piel no expuesta al sol es negra, y los ojos y el pelo son oscuros.

Vayamos un poco más lejos. Existen estudios que corroboran que las quemaduras solares a edades precoces de la vida constituyen el principal factor de riesgo de melanoma. Esto se debe a que la mayor cantidad de exposición y quemaduras solares la recibimos durante la infancia y la adolescencia, responsables de la aparición de los llamados nevus melanocíticos lunares, por lo que, a mayor número de estos nevus, mayor posibilidad de sufrir cáncer de piel.

Concluiremos, sin miedo a equívoco, que todo esto del callo solar es básicamente charlatanería, y la premisa desde la que se parte es totalmente errónea, ya que no existe tolerancia de la piel hacia los efectos negativos del sol. Broncearte no es un mecanismo de protección a largo plazo, sino un signo de daño, este es acumulativo y, en el peor de los casos, puede acabar en problemas graves.

Como extensión a este bulo del callo solar, existe otro derivado que seguro que te resulta familiar.

EL NEGACIONISMO DE LA PROTECCIÓN SOLAR

No es difícil encontrar perfiles en las redes sociales que hablan del envenenamiento que generan los protectores solares, así como el terrible déficit de vitamina D que sufrimos debido al uso de estos bloqueadores. ¿Tienen algún respaldo científico estas afirmaciones? Pues, como todo bulo que se precie, no. Suelen coger un hecho que sí está respaldado por la ciencia y retorcerlo hasta que sus argumentos encajen.

Uno de los principales razonamientos en contra de los protectores solares es su falta de seguridad y la capacidad que tienen de producir daños en nuestro organismo. Pero yo me pregunto muchas veces: ¿por qué este tipo de cosmético y no otro?

Vamos a empezar por el principio, ¿qué es un protector solar? Son productos cosméticos que cuentan en su composición con unas sustancias llamadas filtros solares; estos absorben, reflejan o dispersan fotones de la región del ultravioleta A de onda larga y corta y ultravioleta B (la más estudiada y documentada en cuanto al daño que puede llegar a producir en el organismo) y, por tanto, evitan que penetren en nuestra piel, impidiendo así el daño que pueden ocasionar. Por consiguiente, son los ingredientes más importantes, aunque reciben un feroz ataque, ya que muy a menudo se los culpa de ser disruptores endocrinos.

Le cogemos prestada a la OMS la definición de «disruptor endocrino», que nos dice que es una «sustancia exógena o mezcla que altera la función del sistema endocrino y, por tanto, causa efectos adversos sobre la salud en un organismo intacto, o en su progenie, o en la (sub)población». De una manera más básica, esto viene a decir que bien imita la acción de una hormona o bien influye en la síntesis, transporte, metabolismo o excreción de una; y una hormona es una sustancia química producida por nuestro organismo que actúa como una especie de mensajero que transmite órdenes para que se realicen determinadas funciones a través de las células o estructuras orgánicas.

En general, el marco regulatorio de la UE sobre productos químicos, basado en el asesoramiento científico de alto nivel y en la aplicación del principio de precaución, se considera uno de los más estrictos, si no el que más, del mundo. Lo cual garantiza un alto nivel de protección de la salud humana y del medio ambiente.

La legislación de la UE regula los productos químicos de forma diferente según el área de uso, los objetivos específicos y el enfoque general de la legislación sectorial. Por ejemplo, en el ámbito de los pesticidas o biocidas, todas las sustancias activas utilizadas en ellos solo pueden comercializarse y utilizarse después de que se demuestre que su uso específico no supone un riesgo para los seres humanos y el medio ambiente (la aprobación de toda sustancia activa se revisa periódicamente a nivel europeo).

En el ámbito de los cosméticos, determinadas sustancias químicas están prohibidas por defecto, algunas deben autorizarse previamente en función de una evaluación de riesgos, y otras pueden utilizarse a menos que se identifique que conlleve un riesgo.

Ya tenemos bastante claro qué es un disruptor endocrino, ahora toca el turno de los sospechosos habituales, los filtros solares. En Europa estas sustancias están reguladas por la Comisión Europea a través del Reglamento (CE) n.º 1223/2009 del Parlamento Europeo y del Consejo, del 30 de noviembre de 2009, y que fija sobre los productos cosméticos qué sustancias pueden utilizarse como filtros solares.

En el último listado revisado de noviembre de 2020 aparecen 31 sustancias químicas y, algo muy importante, es que aquellas que no estén en este reglamento no se pueden considerar ni reivindicar que sean un filtro solar. Esta es una aclaración importante, porque en redes sociales y en internet en general nos encontramos que muchos de estos negacionistas de la protección solar se dedican a recomendar fórmulas de protectores solares caseras, libres de lo que ellos consideran «tóxicos», en los que la protección solar la confieren diferentes aceites y sustancias de origen natural, claro está, sin un ensayo que certifique dicha protección. Todo medido a ojo de buen cubero.

Dentro de ese listado, se han señalado especialmente como disruptores endocrinos dos sustancias: el octocrileno, y el homosalate.

El octocrileno absorbe la radiación UVB y UVA corta y también se usa en otro tipo de formulaciones cosméticas para protegerlas de la radiación UV. Es una molécula que permanece estable durante la exposición solar y que, además, complementa y ayuda a otros filtros solares para conseguir una protección que abarque un mayor espectro de radiaciones. Se trata de un ingrediente cosmético que se ha estudiado muchísimo, concluyendo en todas las ocasiones que es seguro y, de hecho, está en constante evaluación por parte de la Agencia Europea de Sustancias y Mezclas Químicas (ECHA).

Como todos los filtros solares, se encuentra regulado en el Anexo VI del Reglamento (CE) n.º 1223/2009 sobre productos cosméticos, y se establece que el octocrileno puede incorporarse como filtro UV con una concentración máxima del 10 % en forma ácida. Merece la pena destacar que está legislado en las mismas condiciones tanto en Europa como en los Estados Unidos.

En los diferentes estudios que existen, siempre realizados a esa concentración máxima, no se encuentra evidencia alguna de sus efectos como disruptor endocrino. Es más, el SCCS emitió un informe sobre el tema. En él se concluía que su uso como filtro solar es seguro con esos parámetros y, por ende, esa cantidad será el límite como ingrediente dentro de una formulación cosmética. Además, el SCCS considera que, si bien algunos estudios *in vivo* indican que el octocrileno puede tener efectos endocrinos, las pruebas no son lo bastante concluyentes en la actualidad como para permitir derivar un punto de partida toxicológico específico relacionado con el sistema endocrino para su uso en la evaluación de la seguridad.

Y es que en uno de esos estudios que podría haber indicado que el octocrileno era un disruptor endocrino habían testado en ratas, pero lo habían administrado por vía oral, así que en principio la recomendación que te puedo dar es que no te comas el protector solar.

Un caso similar es el del homosalato, también acusado injustamente como disruptor endocrino. Los análisis arrojan resultados similares y se la considera una sustancia segura, ya que las pruebas actualmente disponibles sobre las propiedades disruptivas endocrinas no son concluyentes y, en el mejor de los casos, son equívocas.

OTROS MITOS SOBRE LOS PROTECTORES SOLARES

NO HACE FALTA PONERSE TANTO PROTECTOR SOLAR

Seguramente los protectores solares son los únicos cosméticos que son dosis dependientes; esto quiere decir que necesitan una cantidad determinada de producto para ejercer su acción de manera correcta y que se cumpla el valor de SPF reivindicado.

Para determinar el factor de protección solar se sigue el método internacional de COLIPA. Se trata de un test *in vivo* que se realiza en personas voluntarias, a los cuales se les mide la respuesta eritemática de la piel ante la radiación UV. Se realiza en unas determinadas condiciones, siendo una de ellas la aplicación de una cantidad concreta de producto. ¿Cuánto? Para una protección adecuada, debemos aplicar 2 mg de producto por centímetro cuadrado.

Soy consciente de que esta no es una medida que normalmente se use, por eso te voy a dar un par de trucos para que te hagas a la idea. Corresponde a seis cucharillas de café de loción (unos 36 g) para todo el cuerpo de un adulto de talla media, pero como no vas a bajar con la cuchara a la playa o la piscina, te recomiendo la regla de los dos dedos:

- Dos dedos de protector solar (facial) en el rostro.
- Dos dedos de protector solar en cada brazo.
- Dos dedos de protector solar en cada pierna y por cada lado.
- Cuatro dedos en el torso.
- Cuatro dedos en la espalda.

Esto de la cantidad aplicada es más importante de lo que crees, ya que cuando usas menos crema, la protección que proporciona disminuye, y lo hace además de una manera desproporcionada. A modo de ejemplo, si la protección aplicada se reduce a la mitad, la protección ofrecida puede ser hasta tres veces menor.

SOL Y MEDICAMENTOS ES UNA MALA COMBINACIÓN

En verano es bastante común que lleguen a las farmacias personas con quemaduras solares y que te cuentan que no saben cómo les ha pasado, porque tampoco han estado tanto tiempo expuestos al sol. Pero, a poco que preguntas, descubres que antes de bajar a la playa se tomaron un ibuprofeno, o que antes de pasar la tarde en la piscina le «untaron» al peque una crema con antihistamínico porque los mosquitos habían hecho de las suyas.

Y es que los medicamentos no solo interaccionan con otros, con la comida o el alcohol, sino que también lo hacen con las radiaciones solares, lo que causa una de las reacciones adversas más comunes y también desconocidas por la población: fotosensibilización inducida por medicamentos.

Esta reacción cutánea exagerada se produce porque nuestra piel reacciona por la interacción entre un medicamento (ya sea principio activo o un excipiente) y la radiación UV que recibimos del sol. Además, se produce tras una exposición al sol, que, en condiciones normales, sería inocua.

Las manifestaciones clínicas más comunes son quemaduras a pesar de una exposición corta, erupción cutánea, urticaria... y en la mayoría de las ocasiones se las confunden con quemaduras o alergias solares. Hemos de prestar atención y observar bien las reacciones de nuestra piel.

Existen dos tipos diferentes de reacciones de fotosensibilidad inducidas por fármacos:

Las reacciones fototóxicas son las mayoritarias, suponiendo un 95 % de los casos, y aparecen desde la primera exposición al sol. Se manifiestan como una quemadura solar exagerada, en la que incluso pueden aparecer microvesículas o ampollas, y además aparecen solo en las zonas expuestas a la luz solar. Se dan sobre todo cuando la persona toma medicamentos por vía sistémica, principalmente por vía oral, y la reacción es dependiente de la dosis, lo que quiere decir que a mayor dosis y/o exposición, más potente será la reacción. Una cosa importante que tener en cuenta es que este tipo de reacciones cuentan con una alta posibilidad de manchar la piel.

Entre los medicamentos de uso más común que son capaces de producirlas, encontramos:

- Antibióticos: ciprofloxacino, levofloxacino, azitromicina, doxiciclina, tetraciclina o la minociclina, entre otros.
- AINE: ibuprofeno, naproxeno, meloxicam, ketoprofeno, diclofenaco, piroxicam o dexketoprofeno.
- Antidepresivos: amitriptilina, sertralina, venlafaxina o duloxetina.

- Inhibidores de la bomba de protones: omeprazol y pantoprazol, principalmente.
- Medicamentos para disminuir el colesterol: simvastatina, gemfibrozilo, pravastatina, entre otros.
- Antihipertensivos: amlodipino, enalapril, lisinopril, furosemida o torasemida.
- Antihistamínicos: loratadina, cetirizina, dexclorfeniramina... entre otros.
- Anticonceptivos orales: todos son susceptibles de generar este tipo de reacciones. Merece la pena hacer hincapié en ellos, ya que la incidencia de manchas causadas por la interacción con el sol es muy elevada.
- Otros: sales de hierro, alprazolam, vardenafilo, isotretinoína y tacrolimus.

Por otro lado, las reacciones fotoalérgicas son bastante menos comunes que las fototóxicas y se producen principalmente debido a los medicamentos aplicados por vía tópica. A diferencia de las anteriores, no son dosis dependientes, esto quiere decir que, aunque estemos poco tiempo al sol o la cantidad de medicamento sea pequeña, se puede desarrollar la reacción.

Aquí las manifestaciones son parecidas a las de un eccema de contacto, con la formación de vesículas, eritema, descamación y picor. Otro de los efectos graves que provoca es que puede perdurar en el tiempo, incluso después de suprimir la exposición a aquello que nos ha causado la reacción.

Sin duda, uno de los problemas de las reacciones fotoalérgicas es que muchas veces el paciente no achaca los efectos secundarios al medicamento, ya que cuentan con una implicación inmunológica. Esto significa que necesitan una exposición previa sin síntomas, razón por la que resulta aún más fácil confundirlos con una quemadura solar, dado que puedes llegar a la conclusión equivocada de que no se debe al medicamento porque ya lo usaste anteriormente y no ocurrió nada.

Algo que debe tenerse muy en cuenta es que, si resultases afectado por esta reacción al aplicar un medicamento vía tópica, a partir de ese momento también puedes sufrirla si lo tomas también por vía oral. Igualmente, tienen la característica diferencial de que pueden extenderse a zonas no expuestas.

Entre los medicamentos más comunes que pueden causar estas reacciones se encuentran:

- Ketoprofeno y dexketoprofeno: son dos AINE muy utilizados tanto por vía sistémica como tópica, y que están indicados como analgésicos o antiinflamatorios. Si los usas, debes extremar las precauciones y evitar la exposición a la luz solar directa.
- Eritromicina y peróxido de benzoílo: la eritromicina es un antibiótico, que por vía tópica se usa contra el acné, al igual que el peróxido de benzoílo.
- Tretinoína: indicado su uso tópico en el tratamiento del acné.
- Difenhidramina y prometazina: son antihistamínicos que se usan mucho en primavera-verano y por vía tópica, sobre todo para aliviar picaduras de insectos o para alergias.
- Clorhexidina: se trata de uno de los antisépticos más usados a nivel doméstico.

Si tomas o usas alguno de estos medicamentos, por favor, no olvides seguir estas recomendaciones:

- Traslada la toma del medicamento a la noche: es una estupenda manera de disminuir la concentración cutánea del fármaco.
- Evita exponerte al sol en las horas en las que la radiación solar es máxima.
- Usa protectores solares con un factor de protección alto y reaplica las veces que sea necesario a lo largo del día.

> - Prepárate para el verano: esto puedes lograrlo con la toma de antioxidantes, que reducen algunas reacciones de fotosensibilidad, antes y durante la temporada.

UN PROTECTOR SOLAR DE 100 PROTEGE EL DOBLE QUE UNO DE 50

Voy a contarte algo que muy probablemente te sorprenda. El SPF de un protector solar es la característica más visible, el famoso número que observamos en el envase (50, 30 o 15, por ejemplo) y por el que el cien por cien de los mortales nos guiamos para saber qué nivel de protección tiene el producto. Este valor nos indica el número de veces que un protector solar es capaz de aumentar la capacidad de defensa de nuestra piel frente al eritema o enrojecimiento prequemadura, por tanto, solo hace referencia al índice de protección frente a la radiación UVB.

¿Qué significa esto? Que si un individuo es capaz de permanecer el primer día de exposición 10 minutos bajo el sol sin quemarse con un protector solar con un factor de 25, esa protección natural se multiplicaría por 25 (es decir, 250 minutos en total). Eso sí, debes tener en cuenta que esto es así en condiciones ideales, es decir, aplicando la cantidad correcta de producto y con la antelación necesaria, cosa que en la mayoría de las veces no ocurre.

A nivel europeo estos valores para la clasificación del SPF se establecen según el método de la COLIPA, de tal manera que se clasifican como:

- Protección baja: 6-10.
- Protección media: 15-25.
- Protección alta: 30-50.
- Protección muy alta: 50+.

Se considera que el nivel máximo es el último, ya que a partir de ahí el incremento en la protección solar entre uno y otro es prácticamente nulo, es decir, los factores por encima de 50 no aumentan sustancialmente la protección solar frente a la radiación UV: un SPF de 60 protege frente a la radiación UVB prácticamente lo mismo que uno de 80, de 90 o incluso de 100. De tal modo que, para evitar confusiones en los consumidores, se opta por simplificar y mandar un mensaje claro.

Pero sí, en el mercado existen protectores con un SPF de 90, 100 o incluso 130. Nos proporcionan mayor protección, ¿verdad? Pues no, es un mito, un bulo, y lo peor de todo es que no lo han generado los holísticos y conspiranoicos, sino que en este caso lo fomenta la industria del sector y un marketing dañino que provoca que los usuarios perciban y usen de manera inadecuada un producto que, de base, puede ayudarles a prevenir problemas.

SOY MORENO, ASÍ QUE NO ME SALDRÁN MANCHAS CON EL SOL

Esto sí que es el pan nuestro de cada día en verano; volvemos otra vez con la protección que nos confiere una piel morena. Nada más lejos de la realidad, tanto si eres blanquito o morenito, tu piel puede mancharse por la acción del sol, junto con otros factores.

Además, que sepas que hay algunos tipos de hiperpigmentaciones que se dan mucho más en personas morenas de piel, con fototipos altos, que en personas de piel más clara, con fototipos bajos. Es algo que ocurre con las de tipo postinflamatorio, que son las que salen en una cicatriz causada por una herida o acné y es más frecuente que les salgan a personas de piel morena; así como los melasmas, que son un tipo muy concreto de manchas faciales muy persistente que surgen especialmente durante el embarazo, con la toma de anticonceptivos o durante la menopausia.

SI USO UN PROTECTOR SOLAR DEL AÑO PASADO, NO ES GRAVE

Si existe algo de lo que dilatamos su uso es un protector solar, y es que no hay nada que dure más: los tenemos en nuestra bolsa de la playa de un año para otro y, si me apuras, para el siguiente también. Y, claro, cuando lo usamos y nos quemamos, no le encontramos una explicación... Pues que sepas que los protectores solares no son animales mitológicos, por lo que son eternos. Para saber cuánto dura (y en general cualquier producto cosmético), tenemos que fijarnos en el valor de PAO, acrónimo de *Period After Opening*, que viene en todos los productos y que suele representarse con el dibujo de un bote plano con la tapa abierta y un número seguido con una M (de meses). Este nos va a indicar el periodo de tiempo que puedes usar el protector solar después de haberlo abierto y que, en este caso, oscila entre los 6 y los 12 meses. Nunca más.

¿Qué pasa si no lo respeto y lo uso de todas maneras? Pues que no te asegura la protección que aparece en el envase y, por tanto, aumentará el riesgo y la posibilidad de sufrir, entre otras cosas, una quemadura solar.

El consejo que te doy es que lo cambies cada temporada. Son productos muy sensibles y una correcta conservación va a ser determinante para que funcione de forma adecuada. Además, ten en cuenta que, siempre y cuando apliquemos la cantidad correcta de producto, un bote de 200 ml usado solo por una persona debe durar alrededor de 10 días.

EL USO DE PROTECCIÓN SOLAR HACE QUE TENGAMOS BAJOS LOS NIVELES DE VITAMINA D

Otro argumento que usan los negacionistas de la protección solar está relacionado con los niveles de vitamina D, que siempre está de actualidad, sobre todo porque algunos estudios señalan que hasta el 75 % de la población española cuenta con unos niveles bajos de ella. Así que merece la pena adentrarse en el interesante mudo de esta vitamina.

Aunque es posible «conseguir» vitamina D a través de la dieta, algo común o normal con el resto de las vitaminas, lo cierto es que para nosotros la principal fuente de vitamina D son las radiaciones solares y, por tanto, se debe a una síntesis cutánea. ¿Cómo? Te lo cuento, que es muy sencillo. Para nosotros, el principal precursor es la vitamina D3 o colecalciferol, que se transformará en la vitamina D. Este colecalciferol proviene de la transformación de una sustancia llamada 7-dehidrocolesterol, que se rompe debido a la acción de la radiación solar, en concreto de la radiación UV, y se transforma en precolecalciferol, que se convierte en colecalciferol.

Esta vitamina D3 ya sintetizada se dirige, o más bien la llevan de paseo, hasta el hígado y, posteriormente, hasta los riñones, donde sufrirá alguna que otra transformación más hasta llegar a convertirse en la vitamina D propiamente dicha, que por si lo quieres saber se llama 1,25 (OH)2 vitamina D o calcitriol.

Solo un apunte para que lo tengas en cuenta: existe otro precursor, el ergocalciferol o vitamina D2, que en este caso está presente en los vegetales.

¿Qué hace la vitamina D?

Pues así, a lo tonto, interviene en múltiples procesos, y algunos de ellos todavía se están estudiando.

Su principal función es la de controlar la homeostasis del calcio y fósforo, es decir, mantener los niveles de ambos de manera correcta, y lo hace regulando y aumentando la absorción intestinal, y también a nivel renal, de estos cuando es necesario. Huelga hablar de la importancia del calcio en múltiples procesos del organismo, como por ejemplo la formación y el correcto estado de los huesos o dientes.

Existe suficiente evidencia científica que sugiere que la vitamina D ejerce diferentes efectos en nuestro sistema inmune. Tener buenos niveles implica una mejora de nuestro sistema inmunitario y su deficiencia contribuye a un sistema inmunitario debilitado, e incluso puede estar implicado en el desarrollo de enfermedades autoinmunes.

Cuenta con una función antiproliferativa en cultivos de células tumorales, lo que aumenta el «suicidio natural» de estas para ejercer un efecto protector frente a tumores.

Participa en la regulación de la secreción de insulina ante la presencia de altos niveles de azúcar.

Actúa disminuyendo la actividad de la renina que, para que lo entiendas, es un proceso que está muy presente en los mecanismos que producen hipertensión, así que podría tener beneficios sobre el control de la presión arterial.

En fin, la vitamina D está implicada en todos estos procesos y en muchos otros más, así que, que no te quepa duda de que mantenerla a unos niveles correctos es fundamental. Para la mayoría de las sociedades científicas, se considera que estos niveles son suficientes si la concentración plasmática de 25-OH vitamina D está por encima de 30 ng/ml y deficientes si están por debajo de 20 ng/ml.

Teniendo claro que la vitamina D es muy importante (al parecer vivimos inmersos en una epidemia de déficit de ella) y que la principal fuente para conseguirla es el sol, entonces ¿cuánto tiempo debemos exponernos para mantener unos niveles adecuados? Pues los datos se los vamos a coger prestados al Grupo de Investigación en Radiación Solar de la Universidad Politécnica de Valencia (UPV), que ha analizado el tiempo de exposición óptimo para obtener la dosis recomendada de vitamina D sin que eso dañe nuestra salud.

El trabajo de este grupo concluye que para un individuo con un fototipo III (el españolito típico), durante los meses de enero o febrero y con un 10 % de exposición corporal (son meses fríos y solo dejamos al descubierto la cara, parte del cuello y las manos), se necesitarían al menos dos horas de exposición solar al mediodía para obtener una dosis óptima de vitamina D. Sin embargo, si lo hacemos a las 10.00, se necesitan aproximadamente 9,7 horas, y si nos vamos a las 16.00, unas 5,7 horas.

Sin embargo, en las horas centrales de los días de primavera y verano, con un 25 % de exposición corporal, unos diez minutos al sol alrededor de las 13.00 y unos veinte minutos desde las 15.00 hasta las 17.00 serían suficiente para satisfacer las necesidades diarias.

Dos conclusiones muy obvias: en primavera y en verano es bastante sencillo alcanzar estos índices óptimos; sin embargo, también es verdad que durante el otoño o el invierno resulta bastante complicado conseguirlo. Y a todo esto tenemos que añadirle que en este proceso de la síntesis de vitamina D a través de la piel influyen varios otros factores tales como:

- La edad: pues sí, la maldita edad es un inconveniente para casi todo. Con los años disponemos de menos 7-dehidrocolesterol, que es el precursor de la vitamina D. Para que te hagas una idea, un individuo mayor de 70 años expuesto a la misma cantidad de luz solar produce un 25 % de la vitamina D que una persona de 20.
- El fototipo: dado que los fototipos más altos y con una mayor cantidad de melanina en la piel necesitan mayor tiempo de exposición al sol para sintetizar la 7-dehidrocolesterol, individuos con fototipo de piel IV-VI requieren de cinco a diez veces más exposición que el resto para sintetizar la misma cantidad de vitamina D.
- La hora del día, la estación y la latitud, también influyen: obviamente, por las mañanas, durante los meses de invierno, cuando la intensidad de la radiación es menor, los tiempos serán superiores. Además, en latitudes superiores a los 37º al norte y al sur del ecuador (especialmente durante los meses de invierno) el número de fotones que alcanza la superficie terrestre es menor, y resulta insuficiente para que se genere nuestra protagonista.

¿Y la protección solar? Pues sí, si lo consideramos de forma aislada, obviamente esta hace que se reduzca mucho la síntesis cutánea de la vitamina D, ya que lo que hace es protegernos de estas radiaciones solares al absorber o reflejar las radiaciones UV para que no penetren en la piel y, por tanto, esto evita que ese 7-dehidrocolesterol se transforme en vitamina D. Para que te hagas una idea, un protector solar con un SPF de 15 reduce la capacidad de síntesis de vitamina D en más del 98 %.

Dicho esto, tenemos que hacer alguna consideración al respecto. La primera es que no todo el mundo usa protector solar a diario, es más, no se trata de un hábito común. Por otro lado, el que sí se lo aplica durante todo el año solo lo hace en el rostro, y lo normal es que solo se lo ponga en el resto del cuerpo cuando va a la playa o a la piscina. Y, obviamente, el sol podemos tomarlo en zonas como los brazos, las pantorrillas, etc. Es decir, que, como demuestran los ensayos y revisiones, los protectores solares no son determinantes en los bajos niveles de vitamina D de la población.

Valga a modo de resumen la *review* publicada en el año 2019 en *The British Journal of Dermatology*,[4] que concluye que hay poca evidencia de que el protector solar disminuya la concentración de 25(OH)D cuando se usa en situaciones de la vida real, lo que sugiere que las preocupaciones con respecto a este tema no deberían invalidar los consejos de prevención del cáncer de piel. Y es que ha costado mucho trabajo y esfuerzo por parte de los profesionales sanitarios y de las instituciones crear una «cultura del uso del protector solar» para prevenir la aparición de estas enfermedades como para que ahora lo tiremos por tierra de un plumazo y demos la impresión de que en determinadas circunstancias debemos prescindir de esta protección.

EL USO DE LAS CABINAS DE RAYOS UVA SÍ QUE ES SALUDABLE

Aunque la moda de las cabinas tuvo un boom enorme hace un par de décadas, siguen siendo un reclamo. El argumento con el que te

---

[4] Neale, R. E., Khan, S. R., Lucas, R. M., Waterhouse, M., Whiteman, D. C., & Olsen, C. M. (2019). The effect of sunscreen on vitamin D: a review. *The British Journal of Dermatology*, 181(5), 907-915. https://doi.org/10.1111/bjd.17980

lo venden es muy sencillo: es mejor llegar al verano con la piel bronceada porque así te protegerá. Una vez más, una creencia totalmente infundada. Ya te he explicado que el daño solar es acumulativo, pero te daré un dato más que seguro que te llama la atención: la Organización Mundial de la Salud considera el uso de cabinas de bronceado como un carcinógeno demostrado, y que los usuarios tienen un 74 % más de posibilidades de desarrollar un melanoma. Es más, la OMS incluye el uso de estas cabinas en el mismo grupo de riesgo que el tabaco.

Así que lo mejor que puedes hacer es olvidarte de meterte en una. Que sepas que el moreno morcilla de Burgos no solo está muy pasado de moda, sino que el bronceado no es más que la huella que deja en tu piel una agresión.

METEORITOS EN REDES SOCIALES

Hace sesenta y seis millones de años cayó en la Tierra el meteorito de todos los meteoritos y, entre otras cosas, generó la extinción de millones de especies. De hecho, se estima que llegaron a extinguirse el 75 % de las especies, tiernos animalitos que no le hacían ningún daño a nadie.

Sin embargo, a los humanos que hacemos méritos a diario para que nos caiga un meteorito y dejemos ya por fin al planeta en paz, no nos cae nada de nada. Por eso reivindico que no estaría mal que de vez en cuando le cayera uno, aunque sea pequeñito, a todos esos creadores y divulgadores de bulos, conspiranoicos y metafísicos que solo se dedican a esparcir mentiras.

Así que cuando un domingo por la noche estés haciendo scroll infinito y te aparezca un supuesto doctor con melena rubia recomendándote zumos de zanahoria o enemas de café, lo mejor que podrás hacer por ti y por toda la humanidad será, primeramente, denunciar la publicación, y después mandarle un meteorito.

ENEMAS DE CAFÉ

¿Qué tienen en común el rey de Inglaterra Carlos III y la actriz Gwyneth Paltrow? Pues que son defensores tomar el café de una manera un tanto diferente, y es que, para que veas el nivelito que encuentras entre la realeza, Hollywood y las redes, algo como introducir más o menos un litro de café en forma de enema no es nada muy raro. Vamos, que si no lo haces, estás cerca de ser un *outsider* holístico.

Vas a encontrar cientos de perfiles pseudocientíficos que, con un aplomo impresionante, te recomiendan la práctica de introducirte tu dosis de cafeína mañanera por un orificio diferente al habitual para que te ayude a desintoxicar el organismo de tóxicos y metales pesados y a mejorar sintomatologías tan diversas como las migrañas, distintos tipos de dolores, infecciones crónicas o el cansancio mismo. Y, según estos perfiles, todo apoyado por la literatura científica debido al efecto activador del hígado y del colón que tiene dicho acto.

A estas alturas del libro espero que tú mismo puedas sentir cómo se encienden las alarmas del sentido común ante afirmaciones como esa. Lo cierto es que no hay estudio que avale, ni siquiera mínimamente, esta extravagante práctica y, sin embargo, sí encuentras evidencia y rastro de los problemas que puede causar.

Los enemas de café se empezaron a usar como parte de la terapia Gerson allá por la década de los treinta del pasado siglo XX, y se utilizaba para el tratamiento de enfermedades tan variopintas como la tuberculosis o la diabetes y, sobre todo, el cáncer. Max Gerson fue un médico alemán afincado en los Estados Unidos que se autodiagnóstico migrañas e indicó un tratamiento para combatirlas. El buen doctor se vino muy arriba y comenzó a tratar pacientes y a curar diversos tipos de enfermedades por medio de la «terapia médica» que lleva su nombre. Gerson defendía que la mayoría de ellas, desde el cáncer hasta la diabetes, aparecían por una acumulación de toxinas, obviando que esa premisa no es cierta, ya que la mayoría de las enfermedades son multifactoriales y en su formación están involucradas desde mutaciones genéticas hasta infecciones por virus.

Pero, bueno, Gerson sigue adelante y crea lo que pasó a la historia como la terapia Gerson, que consistía básicamente en:

- Tomar zumos elaborados con frutas y verduras trece veces al día.
- Suplementación en vitamina B12, potasio, enzimas pancreáticas y estimuladores de la función tiroidea.
- Y, por último, la estrella de la terapia, tres o cuatro enemas de café al día.

¿Qué aportan (según Gerson y sus seguidores) estos enemas de café? Al parecer, su función es la de facilitar la labor del hígado gracias a la presencia de dos sustancias presentes en el café llamadas cafestol y kahweol, que estimulan la actividad de la enzima Glutatión S-transferasa, que cuenta con un alto poder antioxidante.

Partiendo de la base de que es cierto que ambas sustancias están presentes en el café y que sí hay estudios que demuestran su acción sobre la enzima GSH, hay tener en cuenta que eso no afirma de ninguna manera que sea determinante en una terapia frente al cáncer. Además, tampoco es cierta la premisa de que solamente obtenemos esos beneficios si nos introducimos el café por vía rectal en lugar de tomarlo vía oral.

Gerson publicó y afirmó haber curado a diversos pacientes terminales, pero cuando la comunidad científica revisó tanto sus trabajos como los realizados por sus seguidores, la conclusión siempre resultó ser la misma: los enemas de café son ineficaces, al igual que la propia terapia Gerson.

Lo que sí se han comprobado, y padecido, son los efectos adversos de estos. En el año 2020 se revisó la seguridad de esta práctica y se vio cómo, en el mejor de los casos, aparecían quemaduras, ya que los amigos de la toma del café por donde no da el sol no cayeron en la cuenta de que debían dejar que enfriase. También aparecían perforaciones rectales por el mismo mecanismo de acción del enema. Pero es que, además, se reportaron casos de muerte, bien por septicemia o por un desequilibrio electrolítico, en cualquier caso, causado por los dichosos enemas cafeteros.

LIMÓN, BICARBONATO Y JARRAS DE AGUA ALCALINAS PARA EL CÁNCER

Otro de los remedios que aparecen en las redes sociales para vencer el cáncer, casi de cualquier tipo, consiste en seguir una dieta alcalinizante que consiga variar el pH de nuestro organismo hasta niveles básicos, es decir, superiores a 7, creando así un ambiente que evita la proliferación de células cancerígenas.

¿De dónde viene la teoría de la alcalinidad? Seguro que alguna vez has leído algo en redes sociales o te han mandado vía WhatsApp la imagen del fisiólogo alemán Otto Warburg, ganador del Premio Nobel por descubrir la causa primaria del cáncer. Otto demuestra que es la consecuencia de una alimentación y un estilo de vida antifisiológicos, ya que se crea un ambiente ácido que desencadena la enfermedad, y que, si cambiamos el pH de nuestro organismo hacia valores alcalinos, tendríamos el problema resuelto, dado que, según él, «NINGUNA enfermedad, incluido el cáncer, puede sobrevivir en un entorno alcalino».

Y, claro, por ese descubrimiento, apartaron al autor y su teoría de la comunidad científica y los condenaron al olvido por la industria farmacéutica, ya que, evidentemente, a la industria no le interesaba curar dicha enfermedad.

Bueno, pues aquí, una vez más, lo único que es cierto es que no hay nada cierto. A ver, sí, lo del Premio Nobel de Medicina a Otto Warburg es verdad, no le vamos a quitar ese mérito, pero ojalá hubiera sido por crear una teoría válida sobre la causa y prevención del cáncer, aunque lo cierto es que se le otorgó por su descubrimiento de la naturaleza y el modo de acción de la enzima respiratoria.

En este bulo, como en casi todos, hay un poquito o un «casi nada» de realidad, que es la que se retuerce y malinterpreta, y en este caso es la palabra «ácido».

En el año 1927 publicó la «hipótesis de Warburg», un estudio desde el punto de vista metabólico del cáncer donde explicaba que sus células consumían glucosa de modo anaeróbico en grandes cantidades, a pesar de disponer de oxígeno en el medio, y a su vez generaban grandes cantidades de lactato. Todo esto debido a que las células tumorales tenían el sistema respiratorio dañado con unas mitocondrias no funcionales, y que ese cambio de metabolismo celular estaba detrás de que el tumor se mantuviera. Esas grandes cantidades de lactato son el «alimento» para las células tumorales, pero es que también es una molécula señalizadora que activa mecanismos de angiogénesis, esto es, del escape de las células tumorales de nuestro sistema inmune. Estos descubrimientos de Warburg están de plena actualidad en el mundo de la investigación contra el cáncer, ya que el abordaje de la enfermedad desde este punto de vista ha resurgido con fuerza.

¿Y lo de la teoría alcalina? Bueno, pues, como te digo, cogen cositas de aquí y de allá, las retuercen y crean una conclusión tremendamente desvirtuada. El máximo exponente de la dieta alcalina es Robert O. Young, un falso médico que publicó el libro *La milagrosa dieta del pH*, que ha sido condenado a pagar cientos de millones de dólares por estafar a pacientes con cáncer y que incluso ha estado en prisión.

El fundamento de la teoría alcalina y de la dieta alcalina es que a través de la alimentación se puede variar un parámetro muy sensible dentro de nuestro organismo, el pH, y esto nos predispone a sufrir las más terribles enfermedades. ¿Cómo se soluciona? Únicamente transformándola en una alimentación de carácter básico en lo que a pH se refiere.

Entre los alimentos alcalinos, que son los que deben constituir la mayor parte de la dieta, se incluyen frutas, verduras, frutos secos, semillas y hierbas. Y como parte de los alimentos ácidos, de los que debes tener un consumo muy ocasional, están la carne, productos lácteos, mariscos y, por supuesto, harinas refinadas, azúcar, alcohol y cafeína.

Vamos a pasar muy de puntillas por el hecho de que muchos de los alimentos que se consideran alcalinos son en realidad ácidos. Baste como ejemplo el limón, cuyo pH está alrededor de 2,2, es decir muy muy ácido. En el fondo, lo que estas lumbreras proponen es mantener una dieta sana, muy parecida a la mediterránea. Tampoco se han calentado mucho la cabeza. Todos sabemos que una buena salud se sustenta en unos hábitos de vida saludables y que, entre esos, está el seguir una alimentación sana donde predominen frutas y verduras; pero de ahí a que esto cambie el pH del organismo y nos transforme en seres más alcalinos que el bicarbonato hay un mundo.

Por suerte para nosotros, este no se puede modificar en función de la dieta; nuestro organismo es bastante más complejo que eso. El concepto de pH es algo, digamos, confuso de entender, puesto que conlleva una magnitud que, evidentemente, no usamos a diario.

Se define el pH como el menos logaritmo decimal de la concentración de hidrogeniones de una solución (un líquido), y va del 0 al 14:

- Un pH de 7 es neutro.
- Un pH menor a 7 indica una solución ácida.
- Un pH mayor a 7 indica una solución básica o alcalina.

En química, el valor del pH se usa para clasificar una sustancia determinada en su capacidad para ceder o captar protones en una solución. Un ácido es una sustancia que aumenta la concentración de iones de hidrógeno en una solución y, en cambio, una base es capaz de captar esos protones dentro de una solución. No existe un pH considerado normal y global para todo el organismo, de tal manera que el de la sangre es ligeramente básico con un valor de 7,4, el pH del interior de las células es ligeramente ácido con un valor de 6,8, el de la superficie de la piel de manera general es de 5,5 (aunque puede variar según la zona; por ejemplo, en los genitales ese aumenta hasta valores de 6,5). Incluso nos podemos llegar a encontrar valores al límite como el del interior del estómago, con valores extremadamente ácidos de 2 y 3.

¿Te imaginas que por la alimentación variaran estos valores y que, por tanto, lo hiciera constantemente? Sería un auténtico desastre, nuestro organismo dejaría de funcionar, no se producirían las reacciones químicas y enzimáticas necesarias, volveríamos loco a nuestro sistema de intercambio gaseoso o nuestro estómago dejaría de digerir alimentos.

Por suerte para todos, la dieta no es capaz de variar el pH por eso de que el cuerpo humano es una máquina «casi» perfecta, fruto de contar con cientos de miles de años de I+D, y siempre tiende a la homeostasis, es decir, al equilibrio. Es más, no dependemos de comer o beber determinados alimentos para realizar cambios en estos valores: el organismo cuenta con sus propios mecanismos para mantenerlos en los rangos adecuados en cada zona del cuerpo, ya que la acción enzimática y las reacciones químicas que lleva a cabo se realizan dentro de unos márgenes estrictos de pH y, evidentemente, esto es algo del todo independiente de la dieta que tengamos.

Para ajustar los valores de pH a los niveles adecuados, contamos con sistemas de amortiguación o tampones fisiológicos, que por lo general consisten en un par ácido-base que captará o cederá protones según exista un exceso o defecto de estos.

Por cierto, verás en redes sociales unas jarras de agua mágicas que transforman el agua en alcalina como parte de esta dieta, ojo, con precios superiores a los setenta euros. Lo cierto es que cuando bebas esa agua alcalina, tu cuerpo trabajará para que no tenga impacto en el pH del organismo, aunque eso sí, tendrás un pellizco menos en el banco.

VAPORIZACIONES VAGINALES

Dolores menstruales, hormonas y ciclo regulado, útero equilibrado, menopausia feliz y una vez más, Gwyneth Paltrow. Si es que todo son ventajas en esto de las vaporizaciones vaginales...

Es fácil encontrar una gran cantidad de información en internet sobre esta «técnica ancestral», que consiste en preparar una especie de tisana con agua y diferentes tipos de hierbas, como la salvia, el romero o la artemisa. Una vez lista, y cuando tenga una temperatura «soportable» (no se te vaya a quemar el tema), la colocarás bajo un tronito especial que cuenta con un agujero sobre el que te sentarás y te cubrirás con una manta o falda para recibir los vapores sanadores en tu vagina. La escena viene a ser como una mesa camilla vaginal.

¿Qué nos prometen estas vaporizaciones? Entre sus beneficios están: limpiar toda la zona, dar firmeza a las paredes de la vagina y a la piel, aumentar la libido, reducir el dolor menstrual, regular los ciclos irregulares, reducir el tamaño de los quistes ováricos, desintoxicar el útero, remover toxinas del cuerpo y, para que no le falte de nada, también promete facilitar la recuperación y prevención de hemorroides.

¿Se ha podido comprobar algo de esto? Pues (obviamente) no, porque colocarte un bol humeante con un té de hierbas ahí abajo no tiene ningún beneficio por mucho que los aztecas y los mayas lo hicieran. Existen múltiples razones por las cuales las vaporizaciones vaginales no son una práctica segura ni recomendada para la salud femenina. Aunque puedas pensar que tampoco pasa nada por un poco de vaporcillo, que seguro te relaja y porque, al fin y al cabo, la propia Gwyneth Paltrow lo recomienda en su blog para conseguir una liberación energética, a pesar de todo eso, esta práctica conlleva riesgos.

Para comenzar, partimos de la base de que la vagina en circunstancias normales no necesita ayuda para mantenerse en buenas condiciones, ya que cuenta con su propio sistema de limpieza y su microbiota, compuesta fundamentalmente por bacterias del género Lactobacillus. Estas ejercen una función protectora de la mucosa vaginal al impedir que microorganismos patógenos se adhieran al epitelio y producen compuestos antimicrobianos.

Sin embargo, cuando sometemos a esa zona a vapores de hierbas, calientes y con aceites esenciales, podemos alterar el equilibrio y perjudicar esa microbiota protectora, lo que aumentará el riesgo de sufrir diversos tipos de infecciones.

Por no hablar de la posibilidad de generar quemaduras en una zona tan delicada. Pensarás que es imposible, pero te equivocas; recuerda qué es lo que decía Einstein que era infinito en el ser humano. Y es que, en muchas ocasiones, acuden a este tipo de técnicas personas desesperadas que no son capaces de medir correctamente las consecuencias. Y sí, se han reportado casos de quemaduras; el *Journal of Obstetrics and Gynaecology Canada* describe un caso en el que una señora de 62 años con un prolapso vaginal y reacia a pasar por una intervención quirúrgica para mejorar el problema decide realizar estas vaporizaciones a ver si todo volvía a su sitio por arte de magia. El resultado fue que el prolapso seguía ahí, pero se le sumó una quemadura de segundo grado. Einstein: 1, ser humano: 0.

Además, este bulo se ha asociado con la idea de regular el ciclo menstrual o mejorar la fertilidad. Una vez más, populismo en salud, soluciones sencillas para problemas complejos. Ambos son procesos complejos que se encuentran regulados por un delicado equilibrio hormonal que para nada se ve influenciado por ningún tipo de práctica externa de vaporización.

Por último, esta práctica también alude a un terreno común en muchas de estas pseudoterapias: la eliminación de toxinas, ¿por qué no? Si haciéndote enemas de café, colocándote rodajas de cebolla en la planta del pie o bebiendo orina eliminas toxinas, ¿cómo no lo vas a conseguir vaporizándote la vagina? Es pura lógica. Por si no has pillado la ironía, de desintoxicación nada de nada. Pretender sustituir la función del sistema renal, hepático o linfático mediante vapores es totalmente descabellado.

ORINOTERAPIA Y OTROS FLUIDOS CORPORALES

Enemas de café, vaporizaciones vaginales y, cuando crees que ya lo has visto todo en redes, un día, haciendo scroll, la vida y la red social te vuelve a sorprender y aparecen vídeos de personas utilizando su propia orina a modo de sérum o tónico de belleza. Y, cuando crees que eso es imbatible, aparece otra publicación donde la orina no se aplica sobre la piel, aún mejor, se bebe. Y es que, aunque no te lo creas, existe algo llamado orinoterapia, que también tiene a su famoso practicante de turno, nada más y nada menos que la reina del pop: Madonna.

La composición de la orina tampoco es que sea algo muy misterioso o sofisticado. Al día producimos algo menos de 1,5 litros que, en su mayoría, están compuestos por agua (aproximadamente un 95 %); el resto son toxinas y productos de desecho, sí, de desecho, porque el cuerpo humano, con su funcionamiento casi perfecto, hace que en el proceso de formación de la orina los compuestos importantes como la glucosa, los aminoácidos, etc., sean reabsorbidos.

Pero como los consejeros metafísicos son muy de reaprovecharlo todo, se aplican la orina sobre la piel para eliminar manchas y arrugas con la excusa de la presencia de la urea. Aquí quiero hacer un inciso: es totalmente cierto que la urea es un activo cosmético que además cuenta con diferentes acciones en función de su concentración. De tal manera que, aplicada sobre la piel a concentraciones menores de un 10 %, actúa mejorando función barrera y la hidratación cutánea, ya que es una molécula capaz de acumular o absorber agua por sí misma y, además, consigue estimular la formación de lípidos presentes en la matriz extracelular y aumentar la expresión de la síntesis de filagrina, que es fundamental para el desarrollo y mantenimiento de la barrera cutánea.

A concentraciones superiores, la urea cuenta con una acción queratolítica, es decir, favorece la eliminación de las capas más superficiales de la epidermis y esto, resumiendo mucho, nos deja la piel más suave y lisa. Entonces ¿tiene sentido aplicarte un poquito del pipí mañanero en la cara? Pues una cosa es una cosa y otra cosa es otra cosa. Aunque sea cierto que la orina contiene urea en su composición, podemos detenernos un minuto en ver a qué concentraciones se encuentra cuando nos hacemos una analítica, de tal manera que los valores adecuados en hombres serían entre 18-55 mg/dl y para mujeres, algo menos, entre 17-43 mg/dl. Esto quiere decir que en el mejor de los casos, hablaríamos de una concentración de 0,055 %, una cantidad insuficiente como para lograr algún tipo de efecto sobre la piel.

De hecho, la urea de grado cosmético pasa por un proceso específico para asegurar su pureza y evitar contaminantes, cosa que nuestros riñones no tienen en cuenta. Porque a pesar de lo que esta gente nos cuenta, la orina no es que no sea estéril, que no lo es, es que, además, una vez que sale del organismo, se convierte en un estupendo caldo de cultivo para el crecimiento bacteriano.

En fin, que hay argumentos de sobra sin tener que recurrir al de que no merece la pena ir oliendo a baño público de estación de autobuses.

Quiero añadir que esta gente va un poco más allá y, aparte de usarla como hidratante, se la beben. Fue la propia Madonna quien contó en sus redes sociales que, al terminar un concierto, su ritual es darse un baño con hielo, después un buen vaso de orina y... ¡aaah, como nueva! Convendría explicarle a Madonna que existen bebidas mejores, que, aunque estamos de acuerdo en que la orina puede llegar a contener vitaminas y minerales, las cantidades de estos son ridículas, apenas unas trazas que no contribuyen a cubrir ningún tipo de necesidad del organismo. Tampoco le va a aportar ningún valor nutricional ni, en general, a desintoxicar. Es más, si la orina sirve para eliminar tóxicos y compuestos que nuestro cuerpo no necesita, ¿qué sentido tiene volver a introducirlos en el organismo? Pues eso... Meteorito para Madonna y para los que beben y se ponen orina, potenciada o no.

LOS TESTÍCULOS AL SOL

Los que practican esto, más que un meteorito, tienen, como dicen en mi pueblo, una *pedrá* grande, y es que sí, tal como lo estás leyendo: hay una corriente de gente que opina que es muy beneficioso para la salud broncear los testículos y el perineo específicamente, es decir, toda la zona anogenital. Incluso tiene nombre en inglés, que todo queda como mucho más cool: *testicular tannig*.

Pero ¿a santo de qué alguien quiere broncearse los testículos? Pues la excusa que utilizan es la de aumentar los niveles de testosterona, una hormona que cuenta con multitud de funciones fisiológicas (no solo las ligadas al sexo), y que de manera natural empieza a disminuir lentamente conforme vamos cumpliendo años a partir de los 30-40.

Estos defensores del bronceado testicular anuncian que lo hacen, no porque tengan una masculinidad débil o tóxica, sino porque la ciencia avala la práctica. ¿Es eso real? Pues sí. Resulta que existe un único estudio elaborado en el año 1939 en un hospital psiquiátrico de Boston de dudosa reputación. La muestra consistió únicamente en cuatro pacientes a los que irradiaron diferentes zonas del cuerpo por medio de lámparas de cuarzo y mercurio durante tiempos variados; según ese estudio, tras poner morenita la zona genital, los niveles de testosterona aumentaron un 200 %.

En fin, no hay que ser un premio Nobel de Medicina para saber que esta práctica extravagante, que tiene más seguidores de los que crees, carece de evidencia científica. Los estudios que relacionan la exposición al sol con la producción de testosterona muestran que esto va unido al aumento de los niveles de vitamina D y que no es necesario exponer al sol una parte concreta de nuestro organismo, y menos aún una de las más sensibles, puesto que lo normal es que esa zona reciba muy poco sol.

Ahondando un poco más en la parte científica, la testosterona se fabrica en los testículos, y estos funcionan mejor al fresquito. De hecho, lo ideal para la producción de esperma y el equilibrio hormonal es que estén ligeramente por debajo de la temperatura corporal promedio, y es por eso por lo que los testículos, en el escroto, sobresalen del cuerpo. Así que cuando los exponemos al sol y aumentamos su temperatura, estaremos haciendo que, en general, «funcionen» bastante peor.

En fin, si cuando se te queman los hombros ves las estrellas, no me quiero imaginar si se te llegan a quemar los testículos. Así que, de nuevo, les mandamos un meteorito bien grande en forma de testículo a todos los seguidores y promulgadores del *testicular tanning*.

EL OMBLIGO MÁGICO

Existen ombligos redondos, profundos o que sobresalen y, para algunos, también mágicos. Las redes sociales se llenan de personajes holísticos con una especial fijación por él, incluso hemos visto en las últimas Olimpiadas de París a atletas de países asiáticos corriendo con el ombligo tapado.

¿De dónde viene esta idea y por qué el ombligo? Para entenderlo, tendremos que remitirnos a la medicina tradicional china, de la que ya hemos hablado aquí. Resulta que el ombligo, o punto Ren-8 en el meridiano Ren Mai, se considera un punto importante para la salud y el equilibrio energético del cuerpo. Este centro energético es tan importante para los seguidores de estas enseñanzas que nos recomiendan que, cuando estemos en ambientes cargados de discusiones o energías negativas o en espacios con mucha gente, nos lo cubramos para protegernos de esa mala vibra. Y no solo eso, resulta que además podemos llegar a curar diversos problemas de salud únicamente aplicando diferentes tipos de aceites y productos sanadores. Entre algunas de estas propiedades están mejorar la fertilidad, mejorar la salud de la piel, aliviar el insomnio o favorecer el crecimiento del pelo entre otras muchas. Todo esto aplicando unas gotitas de aceites esenciales en el ombligo y zonas periféricas. ¿Cómo te quedas?

La realidad, siento decirlo, es mucho más sencilla que todo esto, ya que el ombligo es simplemente la cicatriz que queda después de cortar el cordón umbilical, a través del cual el feto recibe nutrientes y oxígeno de la madre durante el embarazo. No hay más misterio y, por tanto, una vez que nacemos pierde su rol biológico específico y deja de tener algún tipo de función más allá de acumular pelusillas.

Así que el mejor consejo que te puedo dar es que no te tapes el ombligo, no vaya a ser que sirva como marcador para que te impacte el meteorito.

#elfríonoresfría

CURIOSI-DADES DE LA FARMACIA

#elfríonoresfría

La principal característica de la farmacia española es su capilaridad. Las más de veintidós mil que hay cuentan con la capacidad de llegar a la totalidad de la población española, y es que el 99 % de esta cuenta con una en su municipio. Los farmacéuticos y las farmacias somos la primera línea de la sanidad española, y eso nos llena de orgullo.

Además, contamos con la particularidad de que el trato con nosotros es muy cercano e inmediato, no hace falta coger cita ni esperar una semana para que te atendamos. Eso nos permite hacer de cortafuegos y, ya desde el mismo mostrador, desmentir muchos bulos y creencias totalmente erróneas, así que aquí tienes una selección de varias que se repiten constantemente.

SUPLEMENTOS VITAMÍNICOS SÍ, PERO DE LOS QUE NO ENGORDAN

¿Cuántas veces me habrán pedido en el mostrador un complejo vitamínico pero que no engorde? Es evidente que la asociación entre «tomar vitaminas» y ganar peso está muy arraigada en nuestras mentes.

Seguramente esta creencia venga de lo que antiguamente se conocía como «vino de quina», una bebida alcohólica a base de vino al que se añadían extractos de corteza de quina que se supone que iba cargado de nutrientes y vitaminas, y cuyo principal reclamo era que daba muchas ganas de comer. Se recomendaba tanto para adultos como para niños; bueno, mejor dicho, su público objetivo eran principalmente los niños. Tenían reclamos publicitarios y mascotas infantiles como Kinito, el simpático dibujo animado de un niño que animaba a consumir este vino entre los más peques, y circulaban en televisión anuncios donde una madre preparaba a sus tres chiquillos tres bocatas y tres copitas de vino Kina San Clemente. Eran los salvajes años sesenta y setenta en España y, como seguro que estás pensando, algunos anuncios de televisión de aquellos años no podrían emitirse hoy en día, como el del brandy Soberano. Pero, bueno, vamos a dejarlo aquí, que me desvío del tema.

El caso es que esta creencia tan arraigada, una vez más, es un bulo y no, las vitaminas no engordan, ya que para eso deberían ser muy calóricas, hacernos comer más o disminuir nuestro metabolismo basal... Y ni una cosa ni la otra, ni la de más allá. Las vitaminas son micronutrientes orgánicos acalóricos, es decir, sin valor energético. Y son necesarias para el hombre en muy pequeñas cantidades, dado que son compuestos imprescindibles para el mantenimiento de las funciones metabólicas sin impacto directo en el balance calórico ni en la composición corporal.

Conviene saber que la mayoría de las vitaminas y todos los minerales no los fabricamos nosotros, por eso necesitamos que su aporte se consiga a través de una dieta equilibrada. Ahora bien, existen diferentes situaciones en las que es adecuado iniciar una suplementación a base de multivitamínicos como los que encontramos en las farmacias, como cuando se realizan dietas de adelgazamiento muy restrictivas, en épocas de mayor esfuerzo físico e intelectual, en la tercera edad, para deportistas o en casos de tabaquismo.

¿CÓMO SABE UN MEDICAMENTO DÓNDE TIENE QUE REALIZAR SU ACCIÓN?

Seguro que alguna vez lo has pensado: ¿cómo demonios sabe el fármaco en cuestión que tiene que dirigirse al corazón, al dedo gordo del pie o al oído? Pues te contaré un secreto: en realidad no lo saben, no tienen ni idea.

Tenemos que partir de un concepto que no sé si la mayoría de la gente tiene muy claro, y es que los medicamentos NO curan (salvo quizá los antibióticos), sino que lo que hacen es modificar funciones para ejercer una acción determinada.

Lo que sí tienen son dianas terapéuticas, de tal manera que en realidad el medicamento NO sabe dónde va a actuar, solo viaja por el organismo hasta que encuentra su diana terapéutica y entonces actúa. Esa selectividad es lo que determina el lugar de acción, y también es el motivo por el que algunos medicamentos cuentan con efectos adversos, ya que en ocasiones actúan donde no deben al no ser cien por cien selectivos. Voy a ilustrar esta explicación con un par de ejemplos curiosos.

El primero tiene que ver con el sildenafilo, que es el principio activo de la famosísima Viagra. Este medicamento pone a funcionar al cien por cien el aparato porque anula de manera muy selectiva una enzima llamada fosfodiesterasa 5. Este es el inicio de diferentes reacciones con las que al final se consigue potenciar el efecto vasodilatador del óxido nítrico a nivel local, lo que permite recuperar, aunque sea de manera temporal, la capacidad de erección del pene.

Y te preguntarás, ¿cómo sabe que tiene que llegar al pene? Pues nuestra amiga Viagra no es tan lista, no lo sabe, lo que pasa es que esa fosfodiesterasa 5 se encuentra mayoritariamente ahí. Y aun siendo muy selectiva, puede anular otras fosfodiesterasas del organismo, como una que se encuentra en la retina. Cuando eso sucede, puede que recuperes la erección, pero que también veas azul como efecto secundario del medicamento.

Los AINE o antiinflamatorios no esteroideos, como el ibuprofeno, inhiben una enzima llamada COX (ciclooxigenasa). Esta es necesaria para que se produzcan mediadores de la inflamación, dolor, etc. en respuesta a un golpe o problema. El ibuprofeno no es selectivo a tope, por lo que inhibe todas las COX e impide que se produzca la reacción dolorosa o inflamatoria en la zona afectada, sea el pie, una rodilla o la cabeza.

Ahora bien, resulta que en el organismo disponemos de dos enzimas COX diferentes; bueno, son como primas hermanas: COX-1 y COX-2. Hace unos años se descubrió que la COX-1 era la principal, la constitutiva y la que promovía la producción de prostaglandina protectora, siendo mayoritaria en la mucosa gástrica, las plaquetas y el tejido renal. Sin embargo, la COX-2 no aparecía en condiciones normales, solo cuando ocurren procesos patológicos y se liberan mediadores de la inflamación como las citocinas, siendo esta la diana ideal para el ibuprofeno.

Bueno, pues nuestro amigo es capaz de inhibir la enzima que aparece en los procesos inflamatorios como, en menor medida, la COX, que tiene un papel en los mecanismos de protección del estómago. Esta es la razón por la que, al igual que la mayoría de los AINE, cuenta con la gastrolesividad como efecto adverso. Para disminuirla, se recomienda no consumirlo con el estómago vacío y, además, siempre hay que tener presente que se debe usar la menor dosis eficaz y durante el menor tiempo posible.

Numerosos estudios han puesto de manifiesto la diferente capacidad gastrolesiva de los diversos tipos de AINE que existen en el mercado, de tal manera que se puede llegar a establecer una clasificación de sufrir este riesgo:

- Riesgo moderado: ibuprofeno, diclofenaco, celecoxib y aceclofenaco.
- Riesgo elevado: aspirina, naproxeno, dexketoprofeno y meloxicam.
- Riesgo muy elevado: piroxicam y ketorolaco.

Y si quisiéramos ordenarlos de menor a mayor gastrolesividad, la cosa quedaría tal que así: celecoxib > ibuprofeno > aceclofenaco > diclofenaco > meloxicam > ácido acetilsalicílico > naproxeno > dexketoprofeno > meloxicam > piroxicam > ketorolaco

Los dos últimos tienen un potencial de gastrolesividad tan alto que han dejado de comercializarse en farmacias y su uso es exclusivo del ámbito hospitalario.

ALCOHOL Y MEDICAMENTOS, MEJOR UNA RELACIÓN A DISTANCIA

Si hay una pregunta que se repite invariablemente los viernes o sábados cuando dispensamos una medicación es si esta se puede mezclar con alcohol, y tengo que decirte que, como norma general, no es una buena idea.

Existen muchas interacciones entre ambas cosas, aunque de manera general podemos catalogarlas en dos tipos:

- Las que modifican el efecto del medicamento, bien potenciando o bien disminuyendo su efecto.
- Las que el medicamento modifica el efecto tóxico del alcohol.

Como medicamentos e interacciones hay muchísimos, te voy a contar únicamente las de los medicamentos de consumo más habitual en los que el alcohol potencia su efecto o las reacciones adversas:

- Benzodiazepinas (lorazepam, diazepam, lormetazepam...): uno de los grupos de medicamentos cuyo consumo se ha disparado en España; se usan como ansiolíticos, inductores del sueño... En este caso, el alcohol potencia los efectos depresores del sistema nervioso central (SNC) de estos fármacos.

- Ácido acetilsalicílico (la famosa Aspirina): entre los efectos adversos más conocidos está su gastrolesividad. Pues bien, su consumo junto con el alcohol potencia la capacidad de producir úlceras gástricas.
- Antihistamínicos: estos medicamentos usados para las alergias, si se consumen con alcohol, pueden producir una alteración significativa de la función motora y mental.
- Metformina: uno de los medicamentos más usados en el tratamiento de la diabetes que, tomado junto con alcohol, es capaz de potenciar su efecto farmacológico, pudiendo generar una hipoglucemia e incluso una acidosis láctica.
- Nitroglicerina: aunque te suene a explosivo, son medicamentos que actúan como vasodilatadores y que se usan para disminuir el trabajo del corazón y mejorar el flujo sanguíneo hacia el miocardio. El consumo de estos vasodilatadores junto con alcohol puede potenciar su efecto, por lo que se corre el riesgo de hipotensión severa.
- Paracetamol: uno de sus efectos adversos es la toxicidad a nivel hepática; en personas alcoholizadas esta toxicidad se ve aumentada, así que si estás de resaca, mejor que no lo consumas, que ya tienes al hígado bastante a tope de trabajo.
- Codeína y sus derivados: esta cuenta con diferentes usos o indicaciones, por un lado, se usa habitualmente en asociación con analgésicos como el paracetamol o ibuprofeno, y, por otro, también se utilizan como antitusivos. En cualquier caso, la codeína y sus derivados producen un efecto depresor del SNC que se ve aumentado con el consumo de alcohol.

Entre las interacciones de medicamentos más usados en los que su efecto disminuye tenemos:

- Warfarina: medicamento usado como anticoagulante que, además, tiene un estrecho margen terapéutico. Pues bien, el alcohol disminuye su efecto con el riesgo cardiovascular que conlleva.
- Antibióticos: quizá es la consulta más realizada en el mostrador de una farmacia, y resulta que sí, que el consumo de alcohol va a

disminuir el efecto de los antibióticos, ya que aumenta el metabolismo hepático, aunque no todos. ¿Cuáles? Los pertenecientes al grupo de las quinolonas como el ciprofloxacino, norfloxacino o levofloxacino, y también los antibióticos del grupo de los macrolidos como la azitromicina, eritromicina o claritromicina. Así que mejor no combinarlos y nos ahorramos problemas.

Nos queda un último tipo de interacción, en la cual el medicamento va a potenciar los efectos tóxicos del alcohol:

- Acabamos de hablar ya de dos, el paracetamol y las benzodiazepinas, cuya asociación es doblemente perjudicial, ya que multiplica los efectos negativos de ambas sustancias, se potencia el efecto hepatotóxico del alcohol y del paracetamol y la acción depresora del sistema nervioso central que producen tanto las benzodiazepinas como el alcohol.
- Clorpromazina: se trata de un antipsicótico que, si se toma junto con alcohol, potenciará los efectos depresores de ambos e incluso puede ocasionar síntomas extrapiramidales en ciertos pacientes susceptibles (temblores, movimientos anómalos de cara y mano, agitación...).
- Isoniazida: medicamento usado como antituberculoso; su toma también potencia los efectos del alcohol.

Junto a esto que te he contado, existe no una interacción, sino una reacción adversa grave que puede llegar a suceder si consumimos algunos medicamentos junto al alcohol. Esta se conoce como «efecto antabus».

El antabus es una medicación usada en terapias de deshabituación alcohólica, con un principio activo llamado disulfiram. Este actúa inhibiendo, dejando inservible, una de las enzimas encargada de la metabolización del alcohol, la aldehído deshidrogenasa.

¿Qué ocurre entonces si tomamos alcohol? Al no funcionar la enzima, el acetaldehído que proviene de la degradación de este no se metaboliza y se acumula, y esto trae como consecuencia una serie de manifestaciones muy desagradables que aparecen a los diez minutos tras la ingesta y pueden provocar:

- Intenso sofoco cutáneo desde la cabeza hacia abajo, implicando la cara, las extremidades superiores y el pecho.
- Sensación de constricción e irritación de garganta y tráquea, que origina tos.
- Puede desarrollarse inquietud o una sensación de malestar y miedo a morir.
- El sofoco se reemplaza por palidez, debilidad, vértigo y náuseas que se tornan en vómitos violentos con calambres abdominales.
- Las reacciones graves pueden afectar al corazón y pueden aparecer convulsiones, pérdida de consciencia y muerte por fallo cardiorrespiratorio.

Hay que resaltar que esta reacción puede aparecer incluso 10-14 días después de la retirada del disulfiram y que la duración de los síntomas varía de 2 a 4 horas hasta varias más en la mayoría de los casos o mientras haya etanol en la sangre.

Con el antabus este es el efecto esperado, por este motivo se usa en las terapias de deshabituación alcohólica como un método de «refuerzo», siempre teniendo en cuenta que el paciente debe conocer los riesgos a los que se enfrenta si decide tomar alcohol junto con la medicación. El problema es cuando ocurre con otros fármacos. ¿Quieres saber cuáles?

- Metronidazol: se trata de un antiinfeccioso, con acción bactericida, amebicida y tricomonicida, que se indica para la tricomoniasis y la vaginosis bacteriana.
- Ketoconazol: un antifúngico que en forma de óvulos; está indicado para la candidiasis.
- Tinidazol: un antiinfeccioso, con acción bactericida, amebicida y tricomonicida, que está indicado para tricomoniasis, amebiasis y diversas infecciones.
- Algunos antibióticos del grupo de las cefalosporinas.

Así que, a la pregunta de si me puedo tomar una cervecita si me estoy medicando, siempre y como medida de precaución, mejor no.

¿CÓMO SABER SI UN MEDICAMENTO LLEVA LACTOSA, GLUTEN O AZÚCAR?

Esta es otra de las preguntas y preocupaciones recurrentes de los pacientes a la hora de retirar la medicación: ¿cómo saber si el medicamento en cuestión cuenta con un determinado componente que no puede tomar por ser alérgico o intolerante? Te diré que es mucho más sencillo de lo que crees.

Hemos hablado de principios activos y excipientes como partes de un medicamento, así como que los excipientes, si bien por definición son inertes, sí que pueden causar problemas a algunas personas. Fundamentalmente alergias e intolerancias, o también complicaciones en pacientes diabéticos, con enfermedades hepáticas, niños o mujeres embarazadas. Así que los más «problemáticos» se han agrupado dentro de los llamados excipientes de declaración obligatoria (EDO), que cuentan con la característica de que, para facilitar su identificación, además de aparecer en el prospecto del medicamento, también aparecen siempre en el envase. De esta manera, es muy fácil identificarlo tanto para el farmacéutico como para el usuario.

Bueno, hemos dicho «siempre», y esto no es del todo cierto, ya que se permite que para algunos excipientes de declaración obligatoria solo sea necesario el especificarlos cuando la cantidad que entra en contacto con el organismo sea igual o superior a la cantidad máxima diaria (CMD) que puede tolerar nuestro cuerpo antes de que aparezcan reacciones alérgicas o de intolerancia.

Existen un montón de excipientes de declaración obligatoria, pero sobre los que más consultas se reciben son:

Lactosa: se trata de uno de los excipientes por los que más nos preguntan, ya que cada vez hay más pacientes que sufren de esta intolerancia (diagnosticados o no, que ese es otro tema...).

Se produce cuando existe un déficit en la enzima encargada de metabolizar este azúcar, la lactasa. Entonces esta enzima provoca problemas digestivos cuando se consumen alimentos con lactosa, que van desde dolores abdominales, flatulencias, distensión abdominal y espasmos a episodios de diarrea.

Por eso, al ser un azúcar, no solo lo deben tener en cuenta los pacientes intolerantes a la lactosa, sino también los diabéticos, sobre todo cuando aparece en cantidades superiores a los 5 g por dosis.

Almidón de trigo: el gluten es una proteína que se encuentra en la semilla de muchos cereales. ¿Cuáles? Pues en el trigo, la cebada, el centeno o la avena. Los pacientes que sufren la enfermedad celíaca tienen intolerancia a esta proteína, lo que produce una respuesta inmunitaria que daña fundamentalmente el intestino delgado. Los síntomas asociados son múltiples y van desde la pérdida de peso y apetito hasta fatiga, náuseas, anemia o dolor abdominal.

Pues bien, en contra de lo que piensa la mayoría, el almidón de trigo es un excipiente que los celíacos deben evitar. Pero ¿siempre? Pues dependiendo de la cantidad de almidón que contenga la dosis del medicamento... En aquellos que contengan menos de 20 ppm de gluten en el prospecto, aparecerá que es apto para celíacos.

Colorantes azoicos: detrás de este nombre tan raro están la tartrazina, el rojo cochinilla o el controvertido colorante E-110. Estos excipientes pueden producir asma, sobre todo en personas alérgicas al ácido acetilsalicílico, así que precaución.

Aunque conviene saber que el uso de estos colorantes azoicos es seguro y siempre está controlado para no sobrepasar las ingestas máximas que establece la Agencia de Seguridad Alimentaria Europea.

Glucosa: se trata de un excipiente con el que deben tener precaución los pacientes diabéticos. Aunque, como en el caso del gluten, la recomendación es que se eviten medicamentos cuando la cantidad de glucosa es superior a 5 g por dosis.

Etanol: el etanol es un alcohol que se usa como excipiente; cuando se utiliza en cantidades pequeñas (menos de 100 mg por dosis máxima), siempre se advertirá en el prospecto que contiene «pequeñas cantidades de alcohol». Cuando las cantidades son mayores a los 100 mg por dosis máxima es cuando es perjudicial para pacientes alcohólicos, y deben tener especial precaución las mujeres embarazadas o lactantes, niños o pacientes con enfermedades hepáticas. En el prospecto y la ficha técnica del medicamento siempre aparecerá el porcentaje de etanol que contiene. Cuando esas cantidades son altas, más de 100 mg por dosis máxima, en el prospecto se indicará el volumen equivalente de cerveza o vino.

¿QUÉ PASA SI TOMO UN MEDICAMENTO CADUCADO?

Esta es otra de las dudas recurrentes que se plantean en el mostrador de la farmacia y es que, reconozcámoslo, somos muy de acumular medicamentos en casa y revisar poco ese botiquín.

La caducidad indica la fecha final en la que el fabricante garantiza la eficacia y seguridad del medicamento, eso sí, siempre que se haya almacenado de manera correcta. En general, la fecha de caducidad de un medicamento oscila entre los 12 y los 60 meses como máximo, y se determina mediante la realización de ensayos de estabilidad.

En cuanto a seguridad, un medicamento, aun estando caducado, es poco probable que genere algún efecto adverso, especialmente cuando viene en formas farmacéuticas como comprimidos o cápsulas. Sin embargo, en el caso de los jarabes, colirios o inyectables, sí pueden presentar algún problema más, por lo que hay que prestar más atención a esa fecha.

Aunque realmente lo que más puede llegar a preocupar es la falta de eficacia, y es que, dependiendo del tipo de medicamento, un menor efecto del fármaco puede ser preocupante, sobre todo para los fármacos de estrecho margen terapéutico o para enfermedades crónicas. Pongamos, por ejemplo, que para un dolor de cabeza te tomas un paracetamol o ibuprofeno que resulta que está caducado. Todo lo más que va a ocurrir es que no consigamos eliminar al cien por cien el dolor. No obstante, si lo que estamos usando caducado es una insulina para controlar los niveles de azúcar de una persona con diabetes, ahí la cosa ya cambia, y la enfermedad puede empeorar de manera sustancial.

Justo unas líneas más arriba, comentaba la importancia de que los medicamentos se conserven en buenas condiciones. Pues bien, en casa es importante mantenerlos en un lugar seco, fresco y que no reciban luz de forma directa, y siempre mejor en su caja.

Además, respecto a algunos tipos de medicamentos en concreto, conviene que tengas en cuenta que:

- Las insulinas, cuando no están en uso, se conservan en frío, a una temperatura de entre 4 y 8 ºC, nunca por debajo de los 2 ºC ni congeladas. Una vez que se empieza a usar el bolígrafo de insulina, se puede mantener a temperatura ambiente por debajo de los 29 ºC, protegido de la luz y el calor directo. No es necesario el frío, ya que la solución cuenta con los conservantes adecuados para mantenerse fuera del frío hasta 30 días.
- Los colirios son aptos hasta el fin de su fecha de caducidad mientras que se encuentren cerrados, una vez abiertos y de manera general, se desechan a las 4 semanas de la apertura.
- Los preparados extemporáneos, que son aquellos fármacos que hay que reconstituir, es decir, que deben prepararse en el momento de su uso, también cuentan con un límite mucho más corto una vez reconstituidos. Existen diversos fármacos con este tipo de forma farmacéutica, como pueden ser inyectables, soluciones o suspensiones. Generalmente, en el ámbito doméstico, lo más habitual es encontrarnos con antibióticos de uso pediátrico, que una vez preparados se deben conservar en nevera y durante un tiempo que oscila entre 7 y 14 días.

Por cierto, ya sabes que cualquier medicamento caducado, usado y no terminado, etc., no se tira a la basura; debes llevarlo al punto SIGRE de tu farmacia para así garantizar la correcta gestión medioambiental de los envases y restos que se generan en los hogares.

OMEPRAZOL, EL MEDICAMENTO MÁS DISPENSADO... ERRÓNEAMENTE

Pocos medicamentos hay tan dispensados en las farmacias españolas, pero también tan mal usados y tan pervertidos como el omeprazol (por cierto, OMEprazol y no OMEOprazol). Y es que bajo ese seudónimo que le hemos dado, el de protector del estómago, se usa para mil y una cosas, en la mayoría de los casos sin sentido.

Según datos del último informe de prestación farmacéutica en España, el omeprazol es el segundo principio activo más vendido, solo detrás del paracetamol, con casi 51 millones de envases. Tocamos a más de una caja por españolito de a pie.

Y yo me pregunto, ¿tan mal estamos del estómago? Pues seguro que no, de hecho, creo que lo que hay detrás de estas cifras no es más que un mal uso del medicamento enmarcado dentro del autocuidado, y también por parte de los médicos. Fíjate, en un estudio observacional que se realizó en el servicio de urgencias de un hospital resultó que el medicamento solo se había prescrito de manera adecuada para menos de la mitad de los pacientes; por tanto, está más que claro que en España existe una sobreprescripción por parte también de los médicos.

Partamos del principio, y es que el sobrenombre de «protector de estómago» no es muy acertado, ya que la mayoría puede pensar que se trata de un fármaco que genera una capa protectora en las paredes del órgano que consigue hacerlo inmune, ya sea que nos pongamos ciegos a copas o que comamos piedra, y siento desilusionarte, pero nada de eso.

El omeprazol pertenece al grupo de medicamentos llamados antiulcerosos y más concretamente al grupo de los inhibidores de la bomba de protones. ¿Qué es esto? Suena peligroso, ¿verdad? Pues la bomba de protones se encuentra en las células parietales del estómago y está formada por la enzima ATPasa H+/K+ específica.

Esta constituye el elemento principal del mecanismo de secreción de hidrogeniones (H+) que, junto con el ion cloruro (CL-) formará HCL, es decir, ácido clorhídrico. Este último es el componente fundamental del jugo gástrico e imprescindible para mantener la acidez en el estómago. Por tanto, lo que hace el omeprazol al inhibir de manera irreversible esta enzima es modificar los valores de pH del jugo gástrico para que no sean tan ácidos, es decir los sube algo.

¿Y eso para qué es útil? El omeprazol y el resto de los inhibidores de la bomba de protones (pantoprazol, lansoprazol, rabeprazol) están indicados para:

- Tratamiento y prevención de «recaídas» de úlceras duodenales y gástricas. Y también para tratar y prevenir las úlceras asociadas al efecto de AINE (antiinflamatorios tipo ibuprofeno, naproxeno, etc.).
- Como parte del tratamiento para la erradicación de *Helicobacter pylori* (*H. pylori*) en úlceras pépticas junto con antibióticos. Va asociada a tasas elevadas de cicatrización y una remisión prolongada de las úlceras pépticas.
- Para el tratamiento de esofagitis por reflujo y para el control a largo plazo de la enfermedad por reflujo gastroesofágico curada.
- Tratamiento de la enfermedad por reflujo gastroesofágico sintomática.

Como puedes comprobar, las principales indicaciones del omeprazol son para tratamiento, prevención y para evitar recaídas de úlceras gástricas y duodenales. ¿Por qué? Pues porque la úlcera es una herida que se produce tanto en el duodeno como en el estómago, provocada por diversos factores como medicamentos, malos hábitos o por la bacteria *H. pilory*.

En estos casos, la capa mucosa que recubre las paredes del estómago se ha perdido y aparece una herida o úlcera... El ambiente ácido la empeora y hace más difícil su curación. Con la toma del omeprazol, ese pH del estómago no es tan ácido y se promueve la curación.

Además, en todas esas indicaciones viene la palabra mágica, «tratamiento», y es que el omeprazol tiene sentido en el marco de un diagnóstico y la instauración de unas pautas que, además, y esto es importante, deberían revisarse periódicamente.

SI TENGO MUCHOS «ARDORES», EL OMEPRAZOL ES LO MEJOR, ¿VERDAD?

ERROR. En situaciones de acidez transitoria o debido a excesos, vas a encontrar en la farmacia un amplio grupo de medicamentos de venta sin receta denominados antiácidos que sí actúan de manera rápida y tienen la capacidad de neutralizar el ácido del estómago al elevar el pH intragástrico hasta valores por encima de 5.

Sin embargo, el omeprazol realiza su efecto máximo a las 4-6 horas de administrarlo y, además, para que las bombas de protones se puedan inhibir deben estar activas, y eso ocurre por la mañana, cuando el 70 % están en funcionamiento, por lo que sería el momento óptimo de la toma. Así que, si después de una comida tienes ardor de estómago, entre el tiempo que tarda en hacerte efecto y lo poco eficaz que va a resultar, es como si no te tomaras nada.

COMO ME TOMO 2-3 PASTILLAS AL DÍA, NECESITO UN PROTECTOR DE ESTÓMAGO, ¿CIERTO?

ERROR. El omeprazol está indicado para evitar problemas gástricos o intestinales asociados a medicamentos gastrolesivos como los AINE, que cuentan con un alto perfil de gastroagresividad.

Por tanto, para situaciones en las que un paciente tome una medicación que no sea perjudicial para el sistema gastrointestinal, no será necesario la toma de un protector. Nunca lo será por sistema. Y es que el comprimido en sí, la fórmula farmacéutica, no tiene relevancia; lo que puede dañar el estómago es el principio activo que contiene.

EL SÁBADO HE QUEDADO Y ME VOY A PEGAR UN ATRACÓN DE COMIDA, ¿ME TOMO UN OMEPRAZOL?

ERROR. Además, puede resultar contraproducente. El omeprazol disminuye el carácter ácido del jugo gástrico necesario para realizar correctamente la digestión, así que, si te lo tomas, no te quejes de que tienes digestiones lentas y pesadas.

PROBIÓTICOS Y PREBIÓTICOS

Desde hace algunos años se han puesto muy de moda los pro y prebióticos, aunque me da la impresión de que no tenemos del todo claro qué son realmente. Para definirlos, cogemos prestada la definición de la FAO (Organización de las Naciones Unidas para la Alimentación y la Agricultura), que nos dice que los probióticos son «microorganismos vivos que confieren efecto beneficioso para la salud del hospedador, cuando se administran en cantidad adecuada».

En este punto, nos asalta una duda de cuál es esa cantidad adecuada. Lo recomendable es que al menos contenga una cantidad de 109 UFC (unidades formadoras de colonia) por porción de dicho microorganismo para poder presentar declaraciones genéricas de salud.

Otra duda que se nos plantea es que en la definición se habla de microorganismos en genérico, pero debemos tener en cuenta que el concepto «probiótico» debe asociarse a cepas concretas. Por tanto, cada probiótico debe identificarse por género, especie, subespecie (si corresponde) y una designación alfanumérica única, vamos, ¡hasta el DNI del microorganismo!

Y, por último, en esa definición también destaca la parte de «confieren efecto beneficioso para la salud del hospedador». Esto se debe a que ese beneficio debe demostrarse por medio de ensayos clínicos en dicha cepa. Es más, este no es aplicable a otra cepa de la misma especie hasta que no se demuestre también de manera adecuada, es decir, por medio de ensayos clínicos.

En cuanto al concepto de «prebióticos», la ISAPP (Asociación Científica Internacional para Probióticos y Prebióticos) los define como un sustrato que es selectivamente utilizado por microorganismos del hospedador y confiere un beneficio en salud.

Podemos hacerla más sencilla diciendo algo así como que los prebióticos son el «alimento» que debe llegar en condiciones óptimas hasta nuestra microbiota, por lo que debe soportar y ser resistente a las condiciones ácidas del estómago y a los procesos digestivos, y que va a ayudar a que dicha microbiota se encuentre en plena forma. Eso sí, con la misma exigencia que en el caso de los probióticos, es decir, que ese beneficio para la salud y el bienestar hay que demostrarlo de manera adecuada.

Me interesa que nos fijemos también en los simbióticos, que son las mezclas sinérgicas de probióticos y prebióticos, dado que afectan beneficiosamente al huésped al mejorar la supervivencia y la colonización de microorganismos beneficiosos vivos ya presentes.

Aunque tradicionalmente el uso de pro y prebióticos se ha asociado al bienestar intestinal, debes saber que no es siempre así, que no todos valen para lo mismo. Existe una gran variabilidad entre las acciones que han demostrado realizar los probióticos, desde ese bienestar intestinal hasta disminuir los niveles de colesterol, prevenir infecciones e incluso mejorar parámetros relacionados con el sistema inmunológico. Desde luego, se trata de una de las suplementaciones del futuro, aunque todavía queda mucho por investigar. Mientras tanto, recuerda que en la farmacia estamos para asesorarte si decides tomarte alguno de ellos.

Querido lector, te doy las gracias por llegar hasta aquí, por tu interés y por tu compromiso con el conocimiento. Desde el inicio, el propósito de este libro ha sido claro: desmontar los bulos que nos rodean en el ámbito de la salud y que, de una manera u otra, afectan nuestras decisiones.

Y es que, aunque alguien pueda pensar que tampoco pasa nada por utilizar la homeopatía para un catarro, que a nadie le hace mal ir con una tirita en el ombligo o que cada uno es libre de tomar el café a través del orificio que considere oportuno, lo cierto es que, al final, todos estos bulos, mitos o supercherías terminan socavando nuestra confianza en la verdadera ciencia, lo que deriva en un cuestionamiento de qué es cierto y qué no.

Vuelvo a la pregunta con la que empieza el libro: ¿cómo de fácil es engañarnos? Y solo espero que para ti, ahora mismo, sea un poquito más difícil. Y es que este recorrido por los múltiples bulos que nos rodean tenía el objetivo de empoderarte, porque estoy convencido de que, cuando tienes el conocimiento adecuado, puedes tomar decisiones más libres, conscientes y responsables sobre tu salud y la de los tuyos.

Quiero terminar este libro contándote una historia. Quizá una de las personas más influyentes en todo el mundo en los últimos cuarenta años haya sido Steve Jobs, todo un visionario, un genio que, literalmente, ha cambiado nuestros hábitos de vida, creador del iPhone, impulsor del uso de ordenadores en el ámbito doméstico, creador de los servicios de música en *streaming*... Casi nadie escapa a la influencia de Jobs. Pues bien, a este genio moderno le diagnosticaron cáncer de páncreas en el año 2003, aunque, por suerte para él, era tratable (un tumor neuroendocrino de células de los islotes que contaba con un mejor pronóstico que el adenocarcinoma pancreático), ya que es bastante menos agresivo y se puede extirpar quirúrgicamente; además, pillado a tiempo, los pacientes cuentan con tasas de supervivencia bastante altas.

Sin embargo, a pesar de las recomendaciones de sus oncólogos, Jobs se negaba a que lo operasen y primero optó por intentar una terapia con un enfoque natural para tratar el cáncer. Como te puedes imaginar, se trataba de la típica terapia natural/holística que incluía:

- Dieta basada en frutas, verduras y jugos para «desintoxicar» el cuerpo.
- Terapias espirituales y meditación.

Lamentablemente para él y para el resto de la humanidad, como era de esperar, no surtieron ningún tipo de efecto y cuando Jobs volvió a visitar al oncólogo, el cáncer ya había propagado y sufría metástasis. Aunque lo operaron y, ya sí, lo trataron con medicina convencional, Jobs murió años después debido a las complicaciones de ese tumor pancreático.

La moraleja de todo esto es sencilla: si una de las personas con mayor capacidad económica e intelectual de su época se «dejó» engañar por este mundo de pseudociencias y terapias alternativas, qué no ocurrirá con el común de los mortales.

Por ello, la divulgación sanitaria y los libros como este son necesarios. Combatir la desinformación no es tarea fácil, pero tampoco es algo imposible. Por eso, espero que este libro te inspire a cuestionarte ese populismo sanitario que nos llega a través de los diferentes canales a los que estamos expuestos a diario.

AGRADECIMIENTOS

Esta es la parte más sencilla de todo el libro, la de los agradecimientos. Me enseñaron que es de bien nacido ser agradecido y allá vamos. Sin lugar a dudas, primero quiero darte las gracias a ti, lector, por llegar hasta aquí. «Escribir un libro» es algo que, además de sonar rimbombante, es bastante complejo, y reconozco que no me lo imaginaba, así que tienes mi agradecimiento infinito por apreciarlo y llegar hasta aquí. Y si además te he ayudado a resolver dudas o he contribuido a que tengas una mirada algo más crítica ante todo lo que se nos expone…, entonces mi felicidad ya es absoluta.

También permíteme agradecer y reconocer este libro principalmente a Teresa, Pablo y Rafa, mi mujer y mis dos hijos, que me inspiran, apoyan y quieren siempre, y además sin condiciones. Ellos son mi parte más importante y a los que no les agradezco lo suficiente todo lo que me dan.

A mi padre, Ricardo, y a la memoria de mi madre, Marina, por esforzarse y sacrificarse sin límites por sus hijos. Han conseguido criar a grandes personas. A mis hermanos, suegros, cuñados, cuñadas, sobrinos y también a todos mis amigos, que son esa familia que eliges. De todos ellos solo recibo energía positiva, soy muy afortunado.

Un agradecimiento especial a todas las personas que forman la comunidad de @medicadoo, de los que recibo un apoyo constante, que me aportan muchísimo y dan sentido a todo esto.

Otro agradecimiento a Grijalbo y en especial a Ana, por confiar en mí y tener infinita paciencia conmigo y con mi caos. No sé qué la llevó a fijarse en mí, pero espero no defraudar y estar a la altura.

Y, por último, un agradecimiento inmenso a mi profesión, que es la que me ha dado de manera directa o indirecta casi todo lo importante en mi vida. Una profesión a la que llegué un poco, quizá bastante, de rebote. Estuve descontento con ella durante años y me reconcilié gracias a la divulgación. También quiero dar las gracias a muchos de los compañeros y compañeras que me he encontrado en este camino, de los que no solo he aprendido mucho, sino que también me han servido de inspiración.